MELANIE WENZEL

NATÜRLICH UND GESUND ENTGIFTEN

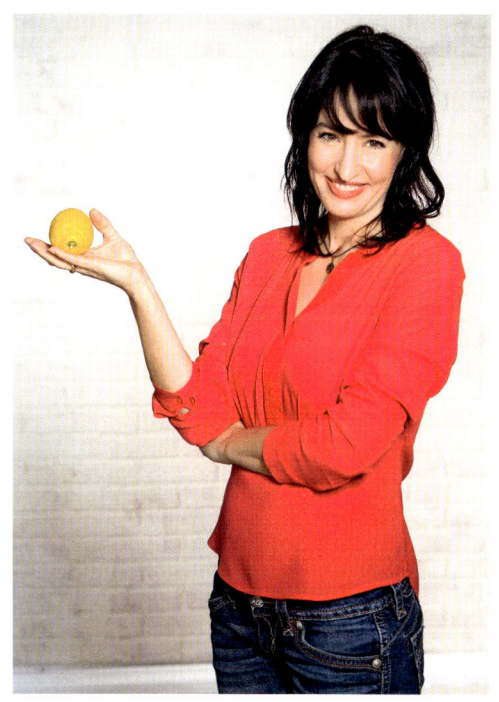

Rezeptentwicklung: Martina Kittler

INHALT

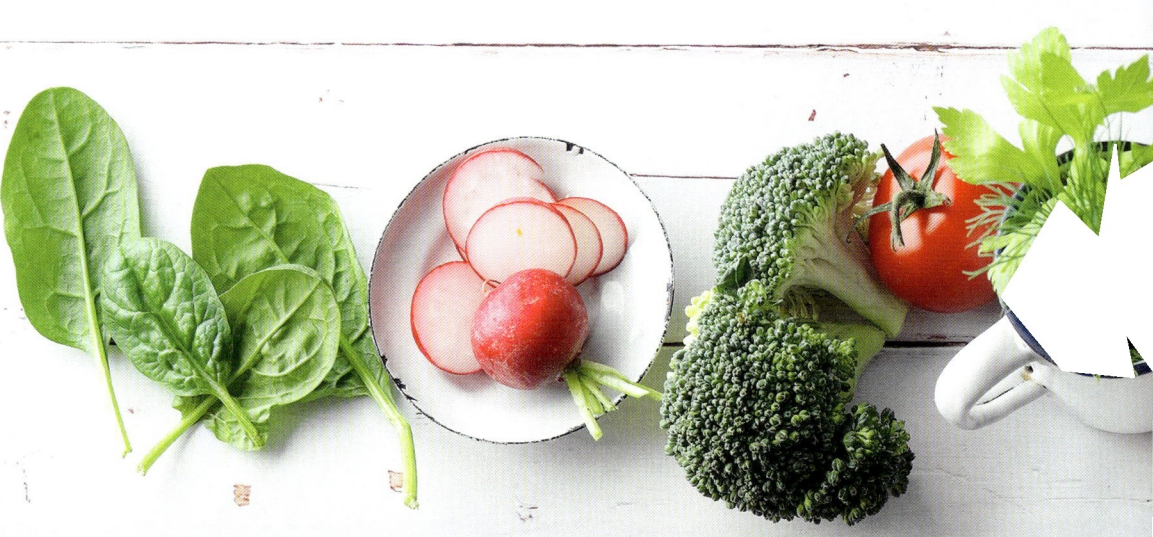

ZUM NACHSCHLAGEN

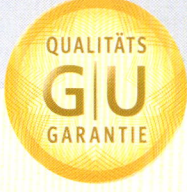

DIE GU-QUALITÄTS-GARANTIE

Wir möchten Ihnen mit den Informationen und Anregungen in diesem Buch das Leben erleichtern und Sie inspirieren, Neues auszuprobieren. Bei jedem unserer Produkte achten wir auf Aktualität und stellen höchste Ansprüche an Inhalt, Optik und Ausstattung. Alle Informationen werden von unseren Autoren und unserer Fachredaktion sorgfältig ausgewählt und mehrfach geprüft. Deshalb bieten wir Ihnen eine 100 %ige Qualitätsgarantie.

Darauf können Sie sich verlassen:
Wir legen Wert darauf, dass unsere Gesundheits- und Lebenshilfebücher ganzheitlichen Rat geben. Wir garantieren, dass:
• alle Übungen und Anleitungen in der Praxis geprüft und
• unsere Autoren echte Experten mit langjähriger Erfahrung sind.

Wir möchten für Sie immer besser werden:
Sollten wir mit diesem Buch Ihre Erwartungen nicht erfüllen, lassen Sie es uns bitte wissen! Wir tauschen Ihr Buch jederzeit gegen ein gleichwertiges zum gleichen oder ähnlichen Thema um. Nehmen Sie einfach Kontakt zu unserem Leserservice auf. Die Kontaktdaten unseres Leserservice finden Sie am Ende dieses Buches.

GRÄFE UND UNZER VERLAG
Der erste Ratgeberverlag – seit 1722.

KGS

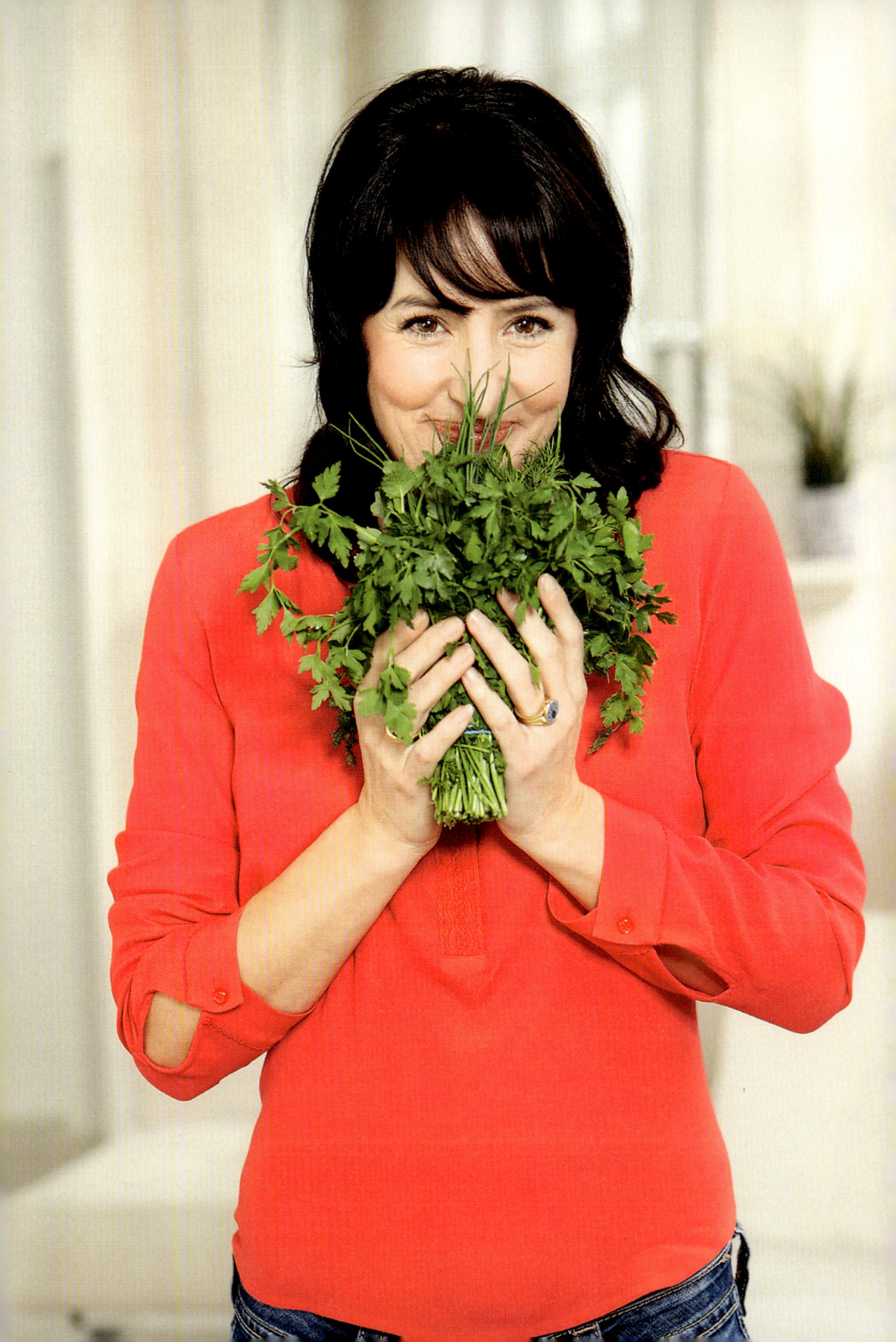

VORWORT

Als Heilpraktikerin werde ich immer wieder nach Tipps für eine Fastenkur gefragt. Lange Zeit habe ich mich kaum getraut zu sagen, dass ich dafür nicht wirklich der richtige Ansprechpartner bin. Fasten, also tagelang ohne Essen sein, kommt für mich nämlich gar nicht infrage. Tolle Wirkung hin oder her, ich liebe es, zu essen, zu kochen und dafür einzukaufen. Darauf zu verzichten, würde mir unendlich schwerfallen. Ganz zu schweigen vom Hungern! Das wirkt sich nämlich leider kolossal auf meine Stimmung aus – und damit auch auf meine Umwelt. Meine Familie und meine Patienten hätten in dieser Zeit wenig Freude an mir.

Natürlich weiß ich sehr wohl, wie gut es dem Körper tut, ab und an eine Pause einzulegen, um einmal abzubauen, was sich so alles angesammelt hat. Das reinigt ziemlich effektiv von innen und schenkt jede Menge neue Kraft und Energie. Und weil ich auf beides nicht verzichten möchte, habe ich meine ganz persönliche Entschlackungskur entwickelt. Mit tollen Rezepten, die trotzdem für volle Entgiftung sorgt. Genau mein Ding!

DETOX MIT GENUSS

Ich vermute mal, dass ich nicht die Einzige bin, der der komplette Verzicht auf feste Nahrung so schwerfällt. Vielleicht gehören Sie ja auch dazu? Dann ist dieses Buch auch genau Ihr Ding. Denn statt zu fasten und sich zu kasteien, dürfen Sie während meiner Entschlackungskur nämlich (fast) ganz normal essen – weil die Lebensmittel, die ich dafür ausgesucht habe, eben nicht nur gesund sind, sondern auch gut schmecken. Und dabei die Verdauung in Schwung bringen, Leber und Nieren beim Entgiften unterstützen und den Teint rosig strahlen lassen.

OFFEN FÜR NEUES

So eine Entschlackungskur tut übrigens nicht nur dem Körper gut. Es geht auch darum, ein Bewusstsein dafür zu schaffen, wie wenig es eigentlich braucht, um sich wohlzufühlen. Eine Zeit lang freiwillig auf bestimmte Dinge zu verzichten, verändert ein Stück weit die Sicht auf das eigene Leben, die Menschen und Dinge darin. Und kann durchaus den Impuls geben, sich neu zu sortieren. Oder zumindest das persönliche Umfeld. Vielleicht die Wohnung auszumisten und sich von überflüssigem Gerümpel zu befreien. Auch von Gerümpel im Kopf. Ich bin wahrlich keine Esoterikerin, aber ich finde, während des Entschlackens hat man einen klareren Blick auf sein Leben.

Mit knurrendem Magen würde ich die Fastenzeit vermutlich nur absitzen und missgelaunt die Stunden zählen, bis ich endlich wieder essen dürfte. So aber freue ich mich jeden Tag aufs Neue, wie gut mir die Kur tut und auf wie viele Ideen sie mich bringt, etwa auf die, dieses Buch für Sie zu schreiben.

Ich wünsche Ihnen vier wunderbare Wochen und alles Gute!

Herzlich,
Ihre Melanie Wenzel

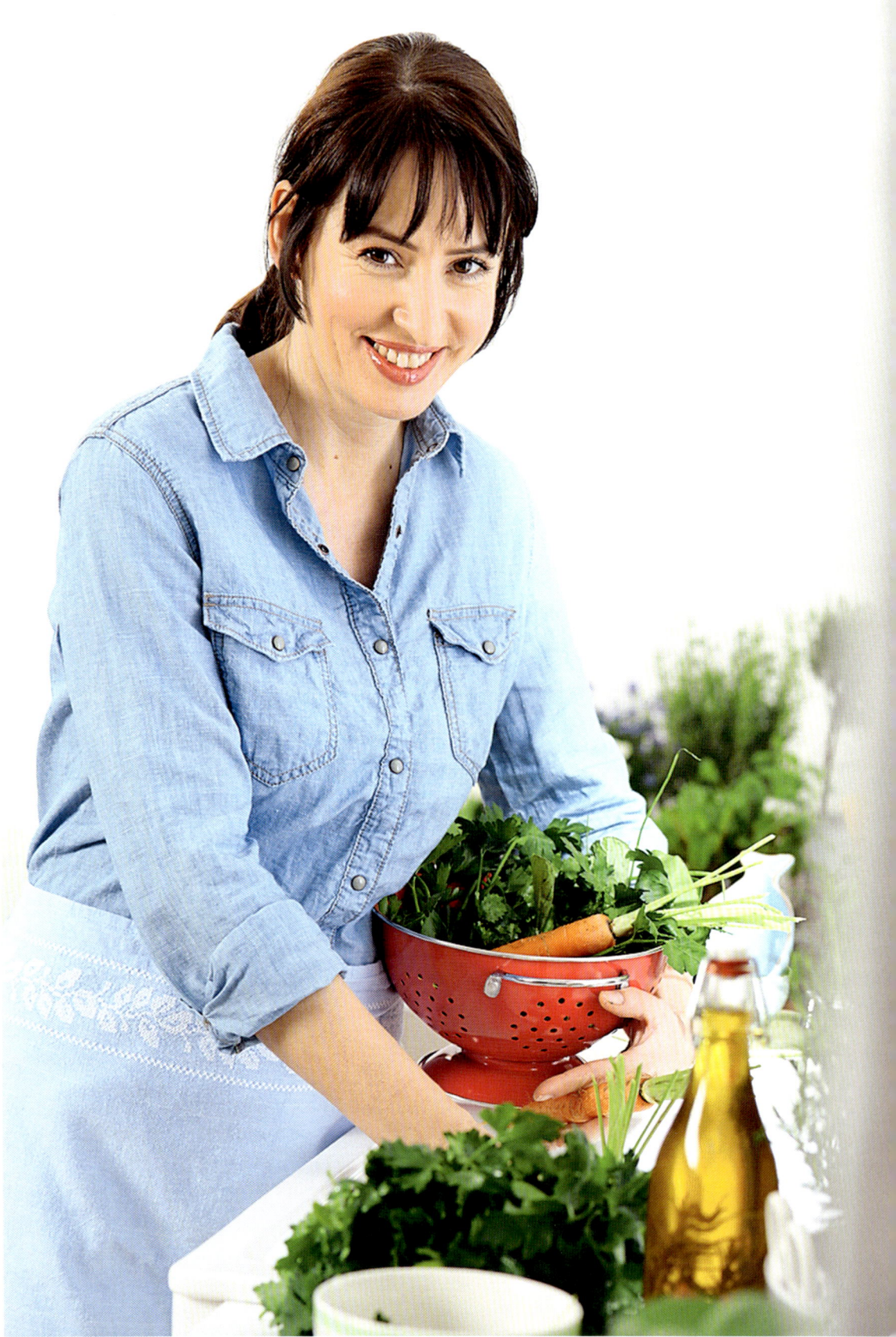

BITTE EINMAL DURCHPUTZEN

·

Mit der Nahrung führen wir dem Körper nicht nur Kalorien zu, sondern auch noch viele andere Stoffe, die er nicht unbedingt verarbeiten kann. In »normalen« Mengen baut er diese einfach ab und scheidet sie aus. Wenn er aber regelrecht geflutet wird, kommt er damit irgendwann nicht mehr nach und das interne »Reinigungssystem« macht schlapp. Höchste Zeit, einzugreifen und die Organe aktiv zu unterstützen.

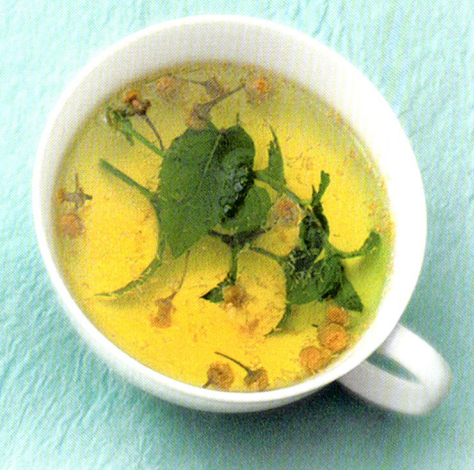

WAS WIR BRAUCHEN –
UND WAS NICHT

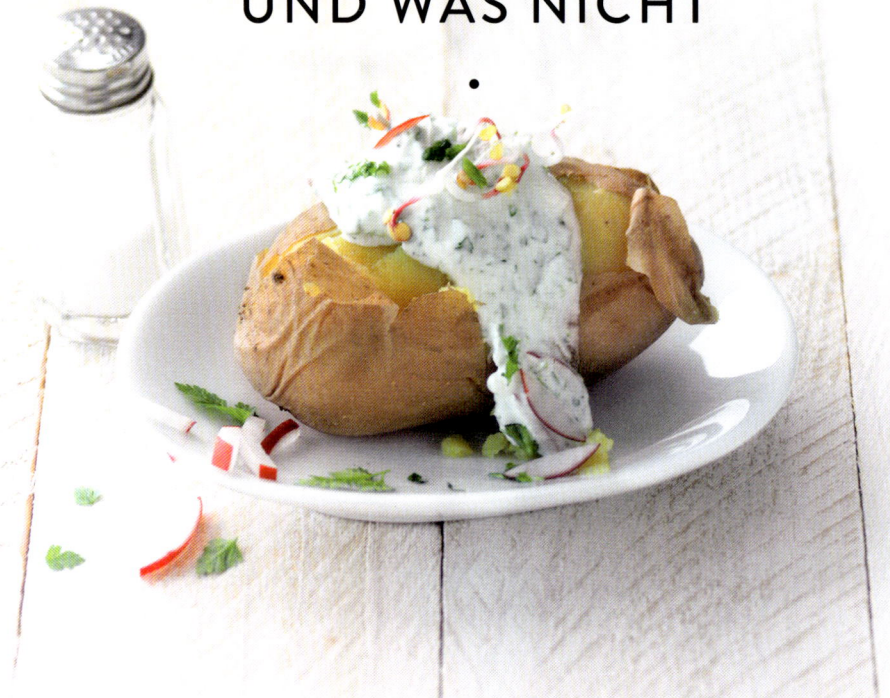

Ich finde unseren Körper einfach faszinierend. Mit seiner Hilfe nehmen wir die Welt um uns herum wahr, können fühlen, sehen, hören, schmecken, riechen. Uns fortbewegen und fortpflanzen.

Jedes Organ, jede einzelne Zelle ist dabei ein ausgeklügeltes System, das nur dem Ziel folgt, dieses großartige Kunstwerk der Natur am Leben zu erhalten: Die Haut schützt uns vor Kälte, Hitze und davor, dass Krankheitserreger oder Gifte ungehindert in unser Inneres eindringen können. Sie speichert Fett als Energiereserve, kann unter UV-Strahlung Vitamin D erzeugen und ist dazu auch noch unser größtes Sinnesorgan. Die Atemorgane versorgen uns mit lebensnotwendigem Sauerstoff, der mit jedem Herzschlag über den Blutkreislauf noch in die entlegensten Bereiche transportiert wird. Im Gegenzug befördern sie die verbrauchte Luft wieder aus dem Körper heraus und sorgen so rund um die Uhr dafür, dass das Gasgemisch stimmt. Die Verdauungsorgane nehmen Nahrung auf, zerkleinern sie und zerlegen sie in ihre einzelnen Bestandteile, damit der Körper sie überhaupt verwerten kann. Die Ausscheidungsorgane sind für den Abtransport nicht verwertbarer Stoffwechselprodukte verantwortlich. Über die Sinnesorgane nehmen wir Reize aus der Umwelt auf, die dann in elektronische Impulse umgewandelt und vom Gehirn gedeutet werden können ... Ach, ich könnte noch ewig so weitermachen!

ENERGIE AUS DER NAHRUNG

Der Körper ist jedoch kein geschlossenes System und auch kein Perpetuum mobile, das sich einfach selbst am Laufen hält. Damit er alle diese unzähligen Aufgaben bewältigen kann, benötigt er jede Menge Energie. Und die müssen wir ihm immer wieder von außen zuführen, zum Beispiel mit der Nahrung. Eine ausreichende Versorgung mit Nährstoffen ist überlebenswichtig.

KOHLENHYDRATE-POWER

Kohlenhydrate sind der Superkraftstoff für die Muskeln und das Gehirn. Pro Gramm liefern sie vier Kilokalorien – und die stehen dem Körper nach dem Essen ziemlich schnell zur Verfügung. Das liegt daran, dass Kohlenhydrate aus Zuckermolekülen bestehen, die im Verdauungstrakt recht schnell zerlegt und dann ins Blut aufgenommen werden können. Einfachzucker wie Traubenzucker müssen nicht einmal ausgespalten werden. Deshalb schwören nicht nur Schüler und Studenten auf sie – als schnellen Energiekick für die grauen Zellen. Aber auch um Zweifachzucker zu spalten, braucht der Körper nicht viel Zeit. Lediglich bei den Mehrfachzuckern dauert es deutlich länger, ehe die verschiedenen Zuckermoleküle voneinander gelöst sind. Doch was passiert eigentlich mit dem Zucker im Körper? Sobald die einzelnen Bausteine die Darmwand passiert haben, werden sie mit dem Blut zu den Zellen gespült, wo sie benötigt werden. Gleichzeitig erhält unsere Bauchspeicheldrüse das Signal, ein ganz bestimmtes Hormon auszuschütten: Insulin.

Ohne diesen Stoff würden die Zuckermoleküle nämlich einfach immer weiter im Blutkreislauf herumschwirren. Jede Zelle ist von einer Membran umhüllt, die nicht einfach so durchbrochen werden kann. Erst das Insulin öffnet die Schutzschicht – wie ein Schlüssel. Ohne Insulin kommt der Zucker nicht ins »Haus«. Mit seiner Hilfe aber gelangt er ins Zellinnere und kann dort verbrannt werden. Dabei wird die Energie freigesetzt – zum Denken, zum Sich-Bewegen, zum Lachen und natürlich auch für so »automatische« Dinge wie Atmen, Blinzeln, Schlucken …

BAUSTOFF EIWEISS

Auch aus Eiweiß kann der Körper, indem er es in Zucker umwandelt, über Umwege Energie gewinnen. Viel wichtiger jedoch ist seine Aufgabe als Baumaterial. Rund um die Uhr ist der Organismus damit beschäftigt, Eiweiße ab-, um- und wieder aufzubauen. Dazu wird das Nahrungseiweiß zuerst wieder einmal in seine kleinsten Bestandteile zerlegt: die Aminosäuren. Diese werden dann, so wie die Zuckermoleküle, mit dem Blut zu denjenigen Zellen transportiert, wo sie gerade benötigt werden – und dort bauplanmäßig wieder zusammengesetzt.

Das dafür benötigte Eiweiß steckt zum einen in tierischen Produkten wie Fleisch, Fisch, Milch, Milchprodukten und Eier. Aber auch Menschen wie ich, die sich überwiegend vegetarisch ernähren, kommen nicht zu kurz. Hülsenfrüchte, Nüsse und Samen, Vollkorngetreide und die sogenannten Pseudogetreide wie Quinoa, Amarant und Buchweizen sind ebenfalls reich an Eiweiß. Und dann gibt es ja noch Tofu, andere Sojaprodukte oder Lupine. Mmmh …

MULTIFUNKTIONALES FETT

»Fett macht fett«, sagte eine Bekannte meiner Mutter immer, die sich deshalb jeden Klecks Sahne auf dem Kuchen verkniff – und dabei selbst recht verkniffen aussah. Dabei stimmt das gar nicht. Fett enthält zwar im Vergleich zu Kohlenhydraten und Eiweiß tatsächlich gut doppelt so viele Kilokalorien pro Gramm (ganz genau sind es 9,3). Es ist aber gleichzeitig auch ein äußerst wichtiger Bestandteil der Ernährung. Zu wenig davon ist schlecht für das Immunsystem und den Stoffwechsel und nicht zuletzt auch für die gute Laune. Es dient als Zellbaustoff, ist Ausgangsstoff vieler Hormone und Botenstoffe und Voraussetzung dafür, dass der Körper alle lebenswichtigen Vitamine aufnehmen kann. Es polstert unsere inneren Organe, sorgt dafür, dass wir nicht frieren, und der Körper kann es sogar

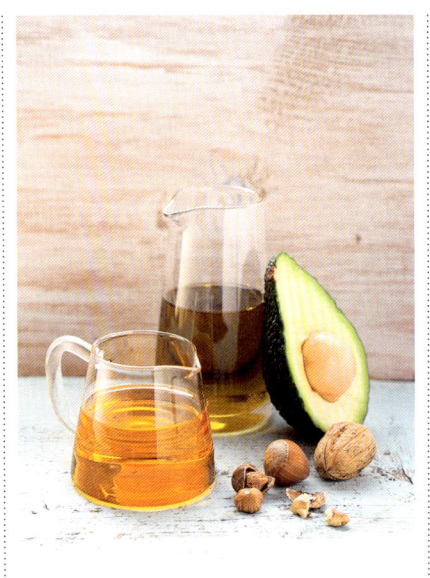

für schlechte Zeiten speichern, um es später irgendwann einmal als mögliche Energiequelle anzuzapfen.

Allerdings kommt es ganz entscheidend darauf an, welches Fett man isst beziehungsweise welche Fettsäuren darin stecken. Es gibt gesättigte und ungesättigte Fettsäuren. Erste finden sich in tierischen Produkten, etwa in Fleisch, Wurst, Butter und Käse, die anderen in pflanzlichen wie zum Beispiel in Nüssen und frisch gepressten Speiseölen (nur Kokosöl enthält als einziges pflanzliches Fett gesättigte Fettsäuren). Ärzte und Ernährungsexperten raten, den Anteil an gesättigten Fettsäuren eher niedrig zu halten, weil sie den Blutfett- und Cholesterinspiegel erhöhen (vor allem den des schlechten LDL-Cholesterins) – während sich ungesättigte Fettsäuren, insbesondere die mehrfach ungesättigten, positiv aufs Herz und aufs Kreislaufsystem auswirken.

Ernährungsphysiologisch den kleinsten Wert haben die sogenannten gehärteten Fette (Transfette), die als formbare und hitzestabile Industriefette in Fertiggerichten, Junkfood und Billigsnacks stecken. Ihr Gesundheitswert tendiert nicht nur gegen null, sondern liegt weit darunter. Und deshalb schließe ich mich hier ausnahmsweise doch der Bekannten meiner Mutter an: Diese Fette machen wirklich nur fett. Und krank. Sonst nichts.

Wobei wir schon beim Punkt sind. Denn leider essen und trinken wir heute viel zu oft Dinge, die dem Körper nicht so gut bekommen, wie wir meinen. Von manchen wissen wir sogar, dass sie nicht unbedingt supergesund sind, und können trotzdem nicht immer die Finger davon lassen.

DIE AUSSCHEIDUNGS-ORGANE

Bis zu einem gewissen Grad kann der Körper ganz gut damit umgehen, dass wir zwar immer sein Bestes wollen, aber nicht immer das Bestmögliche dafür tun. Er kommt damit klar, dass wir manchmal zu viel essen, zu süß oder zu fett. Dass wir vielleicht auch mal mehr trinken als die empfohlenen ein bis zwei Gläser Wein am Tag.

Das Ganze funktioniert, weil einige Organe rund um die Uhr damit beschäftigt sind, so ein Zuviel wieder abzubauen und für ein harmonisches Gleichgewicht zu sorgen. Die größte Leistung vollbringt in dieser Beziehung die Leber, dicht gefolgt von Darm und Nieren, von der Lunge und der Haut.

DIE LEBER

Die Leber ist gewissermaßen der Torwächter des Körpers. Alle Stoffe, die über den Darm ins Blut gelangen, müssen erst einmal dieses Organ passieren. In den Leberzellen wird nämlich entschieden, ob sie sofort weitertransportiert und verwertet werden, ob sie davor noch umgebaut werden müssen oder ob gerade nirgendwo Nachfrage nach ihnen besteht und sie daher erst mal eine Zeit eingelagert werden.

Das meiste davon geschieht direkt vor Ort und Stelle, denn die Leber ist auch eine riesige Chemiefabrik: Sie speichert zum Beispiel überschüssigen Zucker in Form von Glykogen, das bei Bedarf jederzeit wieder in Traubenzucker zurückverwandelt werden kann. Genauso kann sie Zucker aber auch in Fett umwandeln und dann irgendwo im Körper speichern – dummerweise besonders gern am Bauch. Und wenn tatsächlich einmal zu wenig Zucker vorhanden ist, baut sie einfach die passenden Eiweißbausteine zu diesem um. Ich sagte doch: genial!

Vor allem aber stellt die Leber aus den Aminosäuren viele wichtige Körpereiweiße her, unter anderem Enzyme, die bei der Synthese von Cholesterin eine Rolle spielen. Dieser Stoff hat ja gemeinhin ein eher schlechtes Image und wird vor allem mit fettreicher Ernährung in Zusammenhang gebracht. Dabei bildet der Körper einen Großteil des Cholesterins selbst, weil es nämlich einige lebenswichtige Funktionen hat. Es ist nicht nur wichtiger Bestandteil der Zellmembran, sondern auch Ausgangsstoff vieler Hormone, des Vitamins D und der Gallensäure. Die wiederum ist notwendig für die Fettverdauung – bis zu einem Liter bildet die Leber eines gesunden Erwachsenen von ihr am Tag. Bei Bestandteilen der Nahrung, für die im Körper überhaupt keine Aufgaben vorgesehen sind, »überlegt« die Leber nicht lang. Sie werden direkt vor Ort abgebaut oder schnellstmöglich nach draußen verfrachtet. So wird zum Beispiel giftiger Ammoniak, der sich bei übermäßigem Konsum von Eiweiß entwickelt, in wasserlöslichen Harnstoff umgewandelt, der dann über das Blut zu den Nieren und von dort aus mit dem Urin ausgeschieden wird.

Alkohol baut die Leber erst einmal in Essigsäure um – mit einem Zwischenschritt über das giftige Acetaldehyd, das bei dem einen oder anderen Glas zu viel für die unangenehmen Nebenwirkungen verantwortlich ist. Die Essigsäure wird dann nochmals in Wasser und Kohlendioxid gespalten, sodass der Alkohol letztendlich mit dem Urin, dem

Schweiß und dem Atem wieder ausgeschieden werden kann – wenn auch nicht ganz so rasch, wie er hineinkam.

Wasserunlösliche Schadstoffe werden in der Leber mit der Galle eingedickt und in der Gallenblase gespeichert, die sich bei der nächsten Mahlzeit in den Zwölffingerdarm entleert.

DER DARM

Der Darm ist momentan ja äußerst angesagt. Ich glaube, es gibt gerade kein Organ, über das genauso viel geschrieben und geredet wird. Was vermutlich auch daran liegt, dass man entdeckt hat, dass er der Lebensraum unzähliger mikroskopisch kleiner Lebewesen ist. Über 100 Billionen Bakterien siedeln in ihm, helfen beim Verstoffwechseln der Nahrung, bauen ansonsten unverdauliche Ballaststoffe ab und bringen die Darmperistaltik in Schwung. Über 100 Billio-

SCHLUSS MIT STRESS!

Stress schlägt auf den Magen und kann, weil er auf Dauer die Magenschleimhaut durchlässiger macht, die ausgewogene Zusammensetzung der Darmflora ganz schön durcheinanderwirbeln. Drehen Sie den Spieß doch einfach um! Wissenschaftler haben nämlich entdeckt, dass andersherum eine gesunde Darmflora die Stressresistenz deutlich erhöhen kann. Mit einer Entschlackungskur gewinnen die guten Darmbakterien rasch wieder die Oberhand. Los geht's!

nen: Ich finde, das ist tatsächlich ein guter Grund für so viel Aufmerksamkeit.

Das Mikrobiom, wie man dieses höchst komplexe »Ökosystem« nennt, spielt eine wichtige Rolle bei der Immunabwehr. Allein schon dadurch, dass die Bakterien die Schutzschicht der Darmschleimhaut verstärken und es Krankheitserregern damit noch schwerer machen, in den Blutkreislauf zu gelangen. Vor allem aber weiß man heute, dass 70 bis 80 Prozent unserer Immunzellen im Darm liegen und dass die Mikroben direkt Einfluss auf sie nehmen.

Was man bei alldem gern mal vergisst: Der Darm ist immer noch ein Ausscheidungsorgan. Die Entgiftungsleistung der Darmkeime ist enorm und daher sind sie für die Leber eine wichtige Unterstützung.

Auf ihrer Reise durch die Verdauungsorgane wird die Nahrung zunächst im Mund zerkleinert und anschließend im Magen sowie im oberen Dünndarmbereich in ihre Bestandteile zerlegt. Über die Dünndarmwand werden diese dann in den Körper transportiert. Was nicht verwertet werden kann, wandert weiter in den Dickdarm. Dort wird dem Speisebrei auf einer Strecke von rund eineinhalb Metern mehr und mehr Wasser entzogen und ins Blut zurückgeführt. Übrig bleibt der Stuhl, der bis zur Ausscheidung im Enddarm zwischengelagert wird – bis es irgendwann heißt: Weg damit!

DIE NIEREN

Es gibt ein paar Organe im Körper, die meiner Meinung nach viel zu wenig Beachtung erhalten – solange sie funktionieren. Dazu gehören definitiv auch die Nieren. Dabei leisten sie jeden Tag echte Schwerstarbeit im Akkord: Ihre Hauptaufgabe besteht darin, das Blut, das ununterbrochen durch den Körper zirkuliert, zu filtern und zu reinigen. In der Minute kommt sie dabei auf ungefähr 200 Milliliter, also ein ganzes Wasserglas voll. Und weil das Blut im Lauf des Tages rund 300-mal gefiltert wird, laufen täglich unfassbare rund 1500 Liter durch die beiden faustgroßen Organe rechts und links der Wirbelsäule – was ich umso unglaublicher finde, wenn man bedenkt, dass jede Niere selbst nur ungefähr 150 Gramm wiegt.

Millionen von Nierenkörperchen filtern das Blut und verhindern dadurch, dass Abfallprodukte aus dem Stoffwechsel den Organismus fluten. Das zunächst wässrige Filtrat wird auf seinem Weg durch das Innere der Nieren weiter verändert und stark konzentriert: Während Wasser, Nährstoffe und Mineralsalze in den Blutkreislauf zurückgeführt werden, sammelt sich der Rest im Nierenbecken, wird von dort über die Harnleiter weiter an die Harnblase geleitet und schließlich als Urin ausgeschieden. Mit ihm entsorgt der Körper körpereigene Stoffwechselendprodukte wie zum Beispiel die Harnsäure oder Rückstände von Medikamenten. Man bezeichnet diese Substanzen daher als harnpflichtig.

DIE LUNGE

Nicht nur die Nahrung, auch die Luft, die wir atmen, versorgt uns mit Energie. Man muss kein Esoteriker sein, um zu merken, wie gut eine Extraportion Sauerstoff tut. Dazu muss man sich nur einmal an einem anstrengenden Tag zwischendurch ans offene Fenster stellen oder kurz in den Garten gehen und ein paarmal tief ein- und ausatmen.

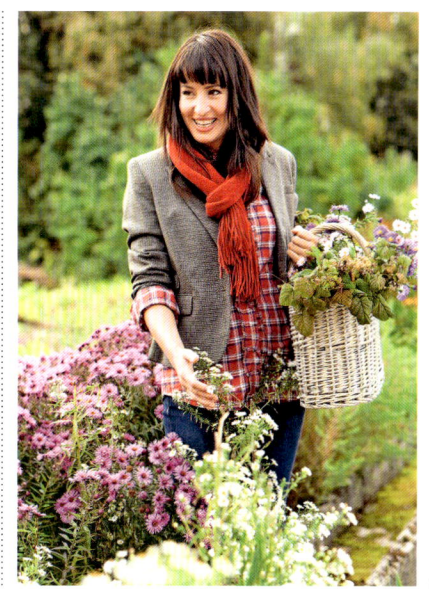

Der Sauerstoff aus der Luft gelangt in die Lunge und von dort über Millionen von winzigen Lungenbläschen ins Blut. Über den Blutkreislauf wird er zu den Zellen transportiert, die ihn für die in ihnen stattfindenden Stoffwechselvorgänge benötigen.

Genial, wie unser Körper nun mal ist, scheidet die Lunge im Gegenzug gleich noch die Stoffe aus, die wir nicht brauchen oder die unserem Wohlbefinden und unserer Gesundheit sogar schaden könnten.

Wenn man sich gerade nicht anstrengt, atmet man durchschnittlich 15-mal in der Minute ein und aus und nimmt dabei rund einen halben Liter Luft auf beziehungsweise gibt ihn wieder ab. Allerdings wird nie die gesamte Luft im Körper auf einmal ausgetauscht. Etwa 2,5 bis 3 Liter befinden sich immer im Blutkreislauf. Mit jedem Atemzug wird also ein Bruchteil davon durch frische Luft ausgetauscht.

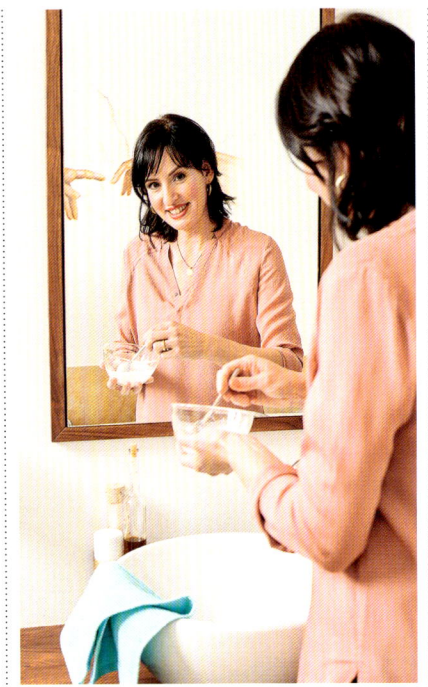

Beim Gasaustausch geht es vor allem darum, Kohlendioxid loszuwerden. Die Luft, die wir atmen, besteht ja nicht nur aus reinem Sauerstoff, sondern ist ein Gasgemisch (neben Sauerstoff und Kohlendioxid enthält sie noch Stickstoff und Edelgase). Dazu kommt, dass beim Zellstoffwechsel zusätzliches Kohlendioxid entsteht. »Schwimmt« insgesamt zu viel von diesem Gas im Blut, wird dieses sauer. Der Säure-Basen-Haushalt (siehe Kasten Seite 15) gerät aus den Fugen. Und eine »Überdosis« Kohlendioxid ist sogar tödlich.

Auch Stoffwechselkrankheiten wie Diabetes oder eine Nierenschwäche können den pH-Wert des Blutes nach unten ins saure Niveau treiben; das hat dann nichts mit der Lunge zu tun. Normalerweise aber kann man das Problem leicht lösen, indem man seinen Lebensstil ein wenig ändert – und dazu gehört auch, ab und zu einfach mal tief durchzuatmen.

DIE HAUT

Dass wir dem Körper über die Haut Feuchtigkeit, Fett, Pflegestoffe, ja sogar Arzneiwirkstoffe zuführen können, ist für viele von uns ganz selbstverständlich. Warum sonst sollten wir uns morgens im Bad so hingebungsvoll cremen und salben? Dass die Haut aber nicht nur ein Aufnahme-, sondern auch ein Ausscheidungsorgan ist, wird schnell einmal vergessen.

Auf jedem Quadratzentimeter der insgesamt durchschnittlich zwei Quadratmeter großen Hautoberfläche finden sich rund 200 bis 400 Schweißdrüsen – insgesamt sind das hochgerechnet um die zwei bis vier Millionen. Über sie scheidet der Körper, auch ohne dass wir uns anstrengen, jeden Tag etwa einen halben Liter Flüssigkeit aus, und damit neben Salzen und Mineralstoffen auch wasserlösliche Stoffwechselprodukte, die den Körper belasten würden, wie Ammoniak, Harnstoff und Milchsäure. Wenn wir schwitzen, dient das also nicht nur der Regulation der Körpertemperatur, sondern auch der Entgiftung. Einige meiner Kollegen bezeichnen die Haut daher gern als dritte Niere. Und dazu scheidet der Körper über die Haut am Tag auch noch bis zu fünf Prozent des anfallenden Kohlendioxids aus.

Da ist es eigentlich klar, dass die Haut auch riecht. Wir Heilpraktiker haben diesbezüglich ein ganz feines Näschen. Für uns kann nicht nur starke Schweißabsonderung ein mögliches Anzeichen für Krankheiten sein.

Auch der Geruch des Schweißes hilft uns zuweilen bei der Diagnose. Wenn Sie schon einmal gefastet haben oder jemandem nahe kamen, der es getan hat, haben Sie sicher auch bemerkt, dass der Schweiß unangenehm riecht. Das liegt an den vielen Schadstoffen, die dabei vermehrt gelöst werden – und natürlich auch irgendwie ausgeschieden werden müssen.

Was ich toll finde und nur einmal mehr zeigt, wie großartig unser Körper ist: Weil der Schweiß durch die ausgeleiteten Schadstoffe leicht sauer ist, hält er gleichzeitig den pH-Wert der Haut auf optimalen 5,5. Dieser natürliche Säureschutzmantel wiederum unterstützt die gesunde Hautflora und verhindert das Wachstum krank machender Bakterien – und damit auch gleich den unangenehmen Geruch, der entsteht, wenn diese Bakterien den Schweiß zersetzen. Er schützt die Haut vor schädlichen Umwelteinflüssen und beugt Austrocknung vor. Beim Fasten gerät dieses Gleichgewicht aus der Balance, weil mit dem Schweiß vermehrt Giftstoffe abtransportiert werden. Deshalb riecht man schneller mal unangenehm.

IRGENDWANN IST SCHLUSS

Als Heilpraktikerin weiß ich, dass sich der Körper eigentlich ganz gut selbst helfen kann. Normalerweise. Mit der Luft, die wir atmen, und der Nahrung, die wir essen, nehmen wir nämlich schon lange nicht mehr nur Energie auf, sondern auch viele Stoffe, die wir nicht verwerten und die den Körper sogar belasten können. Und wir neigen heutzutage dazu, ihm einiges zuzumuten –

SÄURE-BASEN-HAUSHALT

Damit alle Stoffwechselvorgänge optimal funktionieren, muss im Körper ein natürliches Säure-Basen-Gleichgewicht herrschen. Schon kleinste Abweichungen können Auswirkungen auf das Wohlbefinden und die Gesundheit haben. Daher hat die Natur vorgesorgt: Zum einen gibt es im Blut verschiedene Puffersubstanzen wie das basische Bikarbonat. Es bindet Säure an sich und neutralisiert sie. Zum anderen kann der Körper die Wasserstoff- und Ammoniumionen in Säure aktiv über die Niere ausscheiden. Ausatmen reguliert, wie gesagt, ebenfalls den Säure-Basen-Haushalt. Die Bildung von Säuren lässt sich auch überhaupt nicht vermeiden. Sie entstehen nicht nur andauernd beim Stoffwechsel, sondern auch durch Muskeltätigkeit oder abgestorbene Zellen, durch Stress, schädliche Umwelteinflüsse und Medikamente. Am meisten jedoch tragen falsche Ernährungsgewohnheiten dazu bei, das biologische Gleichgewicht von Säuren und Basen zu stören. Die daraus resultierende Übersäuerung des Körpers schränkt ihrerseits wiederum das Wohlbefinden deutlich ein und kann auf Dauer sogar krank machen. Die Symptome gehen von Müdigkeit und Antriebsschwäche bis hin zu Immunschwäche und Arthrose.

manchmal so viel, dass er mit dem Verstoffwechseln, Abbauen und Ausschneiden gar nicht mehr hinterherkommt.

Wir essen zu viel und vor allem viel zu oft das Falsche. Gleichzeitig bewegen wir uns viel zu wenig, an immer mehr Tagen senkt sich das Bewegungspensum bedrohlich gegen null. Man fährt mit dem Auto, der Bahn oder dem Bus zur Arbeit, sitzt den ganzen Tag im Büro und fährt abends wieder nach Hause. Obwohl man körperlich kaum aktiv war, befindet sich das Energiepensum auf einem absoluten Tiefpunkt. Kein Wunder, die Anforderungen im Job werden immer höher, und das setzt uns immer mehr unter Stress. Deshalb ist man am Abend oft so geschlaucht, dass es gerade noch für einen TV-Marathon auf der Couch reicht.

Ich muss zugeben: Auch bei mir gibt es hin und wieder solche Tage. Tage, an denen ich vergesse, dass unser »Wunderwerk« eben nicht dafür gemacht ist, stundenlang am Schreibtisch zu »verkümmern«. Tage, an denen nicht einmal Zeit zu sein scheint, um zwischendurch etwas Vernünftiges zu essen. Aber ich bemühe mich, dass es beim Hin und Wieder bleibt und nicht zum Alltag wird. Zum Beispiel, indem ich am nächsten Tag in der Mittagspause ein Stündchen spazieren gehe. Oder mit dem Fahrrad zum Einkaufen fahre. Oder abends mit der ganzen Familie schwimmen gehe …

Der Bewegungsmangel im (Job-)Alltag lässt sich im Grunde ganz einfach ausgleichen. Schwierig wird es allerdings dann, wenn der Körper zusätzlich noch durch eine falsche Ernährungsweise unter »Dauerbeschuss« steht. Denn dann müsste man doppelt und dreifach so viel tun, um auch noch das Kalorienplus wettzumachen. Ganz zu schweigen von den Höchstleistungen, die wir unserem Verdauungstrakt und unserer Leber nicht nur durch zu viel Fett, Zucker und Eiweiß, sondern auch durch unzählige unnatürliche Nahrungszusätze wie Farb- und Aromastoffe oder Genussgifte wie Alkohol und Koffein zumuten. Sie alle zügig abzubauen ist beinahe unmöglich. Und (Dauer-)Stress, Ärger, und Missmut, Umweltgifte, Pestizide in Nahrungsmitteln und Medikamente belasten den Körper zusätzlich.

PROTEST VORPROGRAMMIERT

Das alles bleibt natürlich nicht ohne Folgen für das Wohlbefinden. Die Leber zum Beispiel kann Stoffwechselschadstoffe nicht mehr schnell genug abbauen – und je mehr sie überfordert wird, desto mehr lässt ihre Entgiftungsleistung nach. Eine mögliche Folge davon: Es reichert sich vermehrt giftiger Ammoniak im Blut an, was die geistige Leistungsfähigkeit mindert. Man ist müde, ausgelaugt, antriebslos. Die Menge der Schadstoffe im Blut wirkt sich mitunter sogar auf unser Körpergewicht aus, weil sie bestimmte Hormone beeinflussen, unter anderem die Bildung von Schilddrüsenhormonen, die eine wichtige Rolle beim Fettstoffwechsel spielen. Andere Hormone, wie das Östrogen, bleiben von all dem ebenfalls nicht unbeeinflusst, weshalb es unter anderem zu recht deutlichen Stimmungsschwankungen kommen kann.

Noch ein anderes Beispiel, worin sich eine Überlastung äußern kann: Eigentlich dauert es nur ein bis zwei Tage, bis die Nahrung den Körper einmal komplett durchquert hat. Doch unsere moderne Lebensweise macht dem raschen Abtransport häufig einen Strich durch die Rechnung. Zu wenig Bewegung, die falsche Ernährung und zu wenig Flüssigkeit, aber auch Stress verlängern die Darmpassage zuweilen so sehr, dass es für viele ganz »normal« ist, weniger als dreimal die Woche auf Toilette zu müssen. Das Dumme daran ist nicht nur das begleitende Völlegefühl oder der Druck im Bauch. Je träger der Darm arbeitet, desto mehr Zeit hat der Speisebrei auch, um vor sich hin zu faulen und zu gären. Was wiederum Bauschmerzen, Blähungen sowie andere Unpässlichkeiten nach sich zieht und die gesunde Darmflora zerstört. Weil der Darm immer träger wird, dauert es außerdem immer länger, bis die Nahrung in ihre Nährstoffe zerlegt ist und der Körper Energie aus ihr gewinnen kann. Das macht auch wieder träge, schlapp und müde.

Eine einseitige, zu fett-, zucker- und eiweißreiche Ernährung macht aber nicht nur den Darm träge. Sie bringt auch den Säure-Basen-Haushalt im Organismus gehörig aus dem Gleichgewicht. Normalerweise regeln die Nieren kleine Ausrutscher, indem sie einen Säureüberschuss einfach mit dem Urin ausscheiden. Doch auch hier gibt es Grenzen, sodass der Körper irgendwann übersäuert. Das macht ebenfalls chronisch müde und schwächt die Konzentration.

Und die Haut? Hier zeigt sich die andauernde Übersäuerung gern durch Ausschläge und Unreinheiten. Außerdem versucht der Körper, die Schadstoffe zum Beispiel durch übermäßiges Schwitzen doch noch aus dem Körper zu befördern. Richtig wohl fühlt man sich dabei auch nicht, zumal der Schweiß dann häufig sehr unangenehm riecht.

Naturgemäß ist es zwar bei jedem von uns ganz unterschiedlich, auf welchen Touren der Stoffwechsel läuft, wie gut die Verdauung ist, welche Lebensmittel man verträgt und welche eher nicht. Immer jedoch entscheidet sich innerhalb individueller Grenzen, ob der Körper geflissentlich seiner Arbeit nachgeht, ohne dass wir viel davon mitbekommen. Oder ob er sich dabei eher abmühen muss, nicht hinterherkommt und entsprechend protestiert.

Solange alles reibungslos funktioniert, ohne dass wir bewusst etwas dazu beitragen würden, ist alles in Butter. Erst wenn wir uns nicht mehr wohl in unserer Haut fühlen oder sogar krank werden, merken wir, dass es keine Selbstverständlichkeit ist, was unser Organismus rund um die Uhr so alles leistet. Und spätestens dann sollte man überlegen, was man selbst dazu beitragen könnte, um ihn zu entlasten und die Ausscheidungsorgane zu unterstützen. Und wie sich ein »Kollaps« in Zukunft vermeiden lässt.

MÖGLICHE ZEICHEN FÜR EINE ÜBERLASTUNG

- Ständige Müdigkeit
- Häufige Beschwerden im Magen-Darm-Bereich wie Völlegefühl, Druck, Blähungen, Verstopfung
- Mundgeruch
- Gewichtszunahme beziehungsweise Übergewicht
- Vermehrtes Schwitzen
- Stimmungsschwankungen
- Kopfschmerzen

DETOX –
REINIGUNG VON INNEN

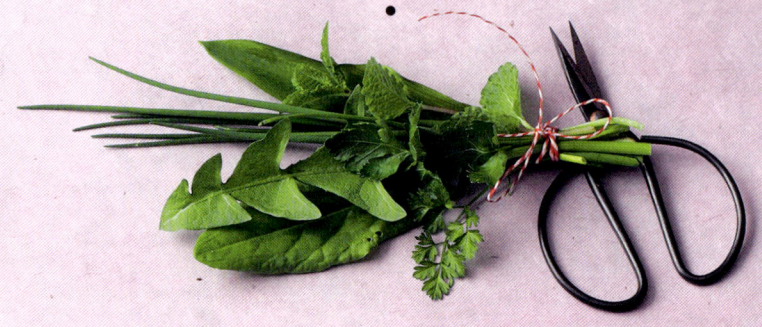

Sind Sie in letzter Zeit irgendwie immer müde? Eigentlich von früh bis spät antriebslos? Haben Sie öfter als sonst Kopfschmerzen oder Probleme mit dem Magen beziehungsweise dem Darm? Schlafen Sie dazu vielleicht noch schlecht und leiden unter Stimmungsschwankungen? Wirkt Ihr Teint fahl und faltig? Ärgern Sie sich über Cellulite? Kämpfen Sie schon eine gefühlte Ewigkeit gegen ein paar Pfunde zu viel?

Ich mache ja ungern Ferndiagnosen. Aber all diese Symptome können Zeichen dafür sein, dass Ihr Körper überlastet ist und trotz seines Rund-um-die-Uhr-Jobs nicht mehr nachkommt. Weder mit dem Verdauen noch mit dem Verbrauchen und genauso wenig mit dem Abbauen und Ausscheiden. Und es deshalb auch nie gemütlich angehen und entspannen kann. Erschöpfung, Unlust, Schlaflosigkeit und Co. wären dann eine Art Notsignal an Sie, dass er allein gerade nicht weiterkommt und Unterstützung braucht.

Ich nehme mal an, dass Sie so einen Hilferuf nicht unbeachtet lassen. Und dass Sie natürlich gern etwas unternehmen würden. Es geht schließlich um Ihre Gesundheit und um Ihr eigenes Wohlbefinden. Aber wie, werden Sie sich an dieser Stelle vermutlich fragen, kann ich meinem Körper in dieser Situation denn helfen? Was kann ich tun?

KRANK AUF RATEN

Das meiste, das wir essen, wird nicht direkt verwertet, sondern muss erst in seine Bestandteile zerlegt werden. Dabei entstehen als Zwischen- und Endprodukte Säuren und Basen. Essen Sie viel Fleisch, Fisch, Milch- und Getreideprodukte, Zucker und Süßigkeiten und trinken Sie dazu auch noch reichlich Kaffee und Alkohol, übersäuert das Gewebe im Körper und das Gleichgewicht gerät aus den Fugen. Die meisten Körpersysteme und auch der Stoffwechsel funktionieren aber nur in einem leicht basischen Milieu optimal (siehe Seite 15). Zu viele Säuren blockieren zudem die Nährstoffversorgung der Zellen. Stichwort Schlappheit. Daher versucht der Körper unermüdlich, das saure Gewebe auszugleichen. Er verbraucht vermehrt basische Mineralstoffe, allen voran Kalzium und Magnesium, die die Säure regulieren. Und wenn die »Nahrungsspeicher« leer sind, zieht er die Mineralstoffe eben einfach aus den Knochen. Langfristig kann das sogar Osteoporose begünstigen. Aber auch wenn die Säuren durch Basen neutralisiert werden, lösen sie sich nicht einfach in Luft auf. Es bilden sich Salze, die normalerweise von den Ausscheidungsorganen abgebaut und dann auf möglichst direktem Weg aus dem Körper abtransportiert werden. Ist die Menge dieser Salze jedoch so groß, dass Leber, Nieren und Co. gar nicht mehr nachkommen, werden sie als Schlacken zwischengelagert, zum Beispiel im Bindegewebe. Dort landen übrigens auch gern Schadstoffe, die wir mit der Luft, mit Medikamenten oder Chemikalien aufnehmen. Und weil immer mehr nachkommt, bleiben sie erst mal dort. Es fehlt dann nämlich sowohl die Zeit als auch die Kapazität, um sie endgültig zu entsorgen. Direkt krank machen die angesammelten Schlacken zwar nicht. Empfindlicher für Krankheiten und Infekte kann man durch sie aber schon werden. Auch die ungeliebten Dellen an den Oberschenkeln oder fahle, unreine Haut ohne Spannkraft sind häufig direkte Folge überbeanspruchten Bindegewebes.

Zu guter Letzt hat der Körper noch eine weitere Taktik, um der Flut an Säuren entgegenzuwirken: Er legt einfach neue Fettdepots an. Denn Fett schützt die Organe vor einer Übersäuerung. So viel zum Übergewicht.

GIBT ES SCHLACKEN …

… oder gibt es sie nicht? Über diese Frage streiten sich Schul- und Alternativmediziner bis heute. Dabei ist das Ganze meiner Meinung nach eher ein Problem der Definition. Schlacken bezeichnen im Grunde nichts anderes als schädliche Stoffwechselprodukte, die der Körper nicht im ausreichenden Maß ausscheiden kann. So gesehen ist »Entschlackung« kein medizinischer Begriff. Trotzdem begrüßen auch Schulmediziner die positiven gesundheitlichen Veränderungen, die mit der Ernährungsumstellung einer Entschlackungskur einhergehen. Denn eins ist sicher: Schlechter geht es einem nach einer Detox-Kur auf keinen Fall. Aber sehr oft sehr viel besser.

Und der Darm? Der kann sich natürlich auch nie regenerieren, wenn wir ihn die ganze Zeit so überfüttern. Kein Wunder, wenn er irgendwann streikt, wenn es in ihm zwickt, rumort und wehtut.

Der schnellste Weg, den Körper und die (über-)strapazierten Ausscheidungsorgane zu entlasten und wieder aufzupäppeln, führt über eine Entschlackungskur. Oder wie man das seit ein paar Jahren nennt: über Detox. Klingt ja auch wirklich besser, das muss selbst ich als Verfechterin der deutschen Sprache zugeben. Unabhängig vom Namen geht es aber um ein und dasselbe: den Körper von all den Schadstoffen zu befreien, die sich im Lauf der Zeit an- und eingelagert haben. Im Grunde also so eine Art Entrümpelungsaktion.

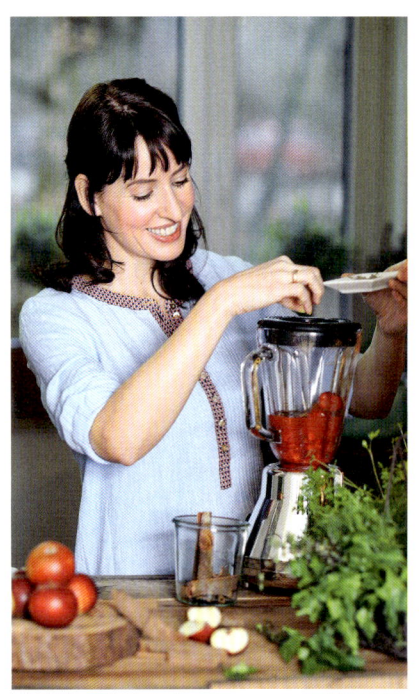

ZEIT ZUM »ENTRÜMPELN«

Nicht nur unsere Seele braucht ab und zu eine Auszeit, auch unser Körper. Er hat gewissermaßen ein Recht darauf, regelmäßig einen Gang zurückzuschalten. Und damit meine ich jetzt nicht, faul am Strand zu liegen, aufs Meer zu blicken und dabei eine kalte, frisch gepresste Limonade zu schlürfen. Das tut zwar zugegebenermaßen auch gut. Aber die Auszeit, die ich eigentlich meine, ist eine Auszeit von Überfluss und Unmäßigkeit. Es lässt sich wohl kaum leugnen, dass die meisten Menschen hierzulande nicht nur einfach zu viel essen, sondern auch noch zu viel vom Falschen.

Dabei würde es dem Körper so guttun, wenn man ihm die Gelegenheit gäbe, auch mal in Sachen Ernährung einen Gang zurückzuschalten. Magen und Darm würden entlastet und die Darmflora könnte sich erholen. Dadurch könnten Nährstoffe wieder besser aufgenommen werden. Gleichzeitig käme der durch einseitige Ernährung träge gewordene Darm wieder in Schwung. Und das heißt: Der Nahrungsbrei würde weniger lang im Körper verweilen, hätte weniger Gelegenheit zu gären und dadurch nähmen Blähungen und Völlegefühl automatisch ab. Und weil sich ein gesunder Darm regelmäßig entleert, wäre auch endlich Schluss mit Verstopfung.

Die Organe hätten deutlich weniger zu tun, müssten nicht immer auf Hochtouren laufen und könnten sich einfach mal erholen. Der Säure-Basen-Haushalt würde sich regulieren und der Stoffwechsel könnte sich wieder im Normalbereich einpendeln. Das ginge sogar so weit, dass sich erhöhte Blutfettwerte oder ein erhöhter Blutdruck normalisieren würden. Durch all das bekäme der Organismus die Gelegenheit, eingelagerte Schadstoffe freizugeben und sie endlich auf Nimmerwiedersehen wegzuschicken. Durch die achtsame Ernährung und die reduzierte Kalorienzufuhr stiege zudem die Reparaturfähigkeit der Körperzellen, was im Gegenzug biologische Alterungsvorgänge hinauszögern würde. Außerdem fühlt man sich einfach vitaler. Dass Detox das Altern verhindert, wäre zwar zu viel versprochen. Aber ein bisschen länger jung hält es uns schon.

Sie finden, das klingt alles ganz großartig? Dann will ich gleich mal ein paar Argumente hinterherschieben, um Sie noch mehr von der positiven Wirkung so einer Entschlackungskur zu überzeugen und Sie zum Nachmachen zu animieren.

DAS HAUTBILD WIRD BESSER

Zwischengelagerte Schlacken im Bindegewebe verschwinden – und mit ihnen die ungeliebten Dellen an Oberschenkel und Po. Das mag vielleicht nur für Frauen ein Argument sein, dafür ist es aber ein umso Schlagenderes. Überhaupt wird die Haut straffer, auch im Gesicht. Dort verschwinden außerdem Verunreinigungen. Der Teint strahlt frisch und rosig.

DAS GEWICHT SINKT

Wenn der Stoffwechsel wieder flutscht, kommt auch die Fettverbrennung auf Trab. Der Körper lässt außerdem viel einfacher los. Schließlich braucht er das Fett nicht mehr unbedingt, um das Säureplus »abzupolstern«. Das macht sich auch auf der Waage bemerkbar. Und am Hosenbund sowieso. Und weil man lernt, besser auf seinen Körper zu hören und sich das aus den Fugen geratene Hunger-und-Sättigungs-Gefühl wieder normalisiert, gelingt es auch leichter, das neue Gewicht zu halten.

DAS IMMUNSYSTEM WIRD GESTÄRKT

Dass der Darm in den letzten Jahren zu einer Art Superorgan ausgerufen wurde, liegt unter anderem daran, dass man herausgefunden hat, wie wichtig er für die körpereigene Immunabwehr ist. Einerseits wehren die Bakterien, die die Darmschleimhaut besiedeln, wie ein lebendiges Schutzschild Krankheitserreger ab. Andererseits beeinflussen sie auch direkt die Immunzellen in der Darmwand. Und das sind nicht gerade wenige: Man schätzt aktuell, dass 70 bis 80 Prozent des Immunsystems im Darm sitzen. Bei einer Entschlackungskur wird die gute Darmflora gestärkt, weshalb sie ihre Aufgabe anschließend umso besser meistern kann. Dadurch haben zum Beispiel Erkältungskrankheiten viel schlechtere Karten.

DIE MOTIVATION STEIGT

Und zwar die Motivation, einfach so gesund weiterzumachen. Wenn Sie erst einmal am eigenen Leib erlebt haben, wie gut es tut, auf manches zu verzichten, das bisher ohne viel darüber nachzudenken zu Ihrem (Ernährungs-)Alltag gehört hat, werden Sie auch in Zukunft überlegen, ob es wirklich noch ein zweites Stück Pizza, eine weitere Tasse Kaffee oder noch ein Glas Wein sein muss. Ob Sie wirklich unbedingt eine Tüte Gummibärchen brauchen, wenn der Chef wieder mal alles auf einmal will. Oder ob der ganze

Stress nicht viel leichter auszuhalten wäre, wenn man sich zwischendurch eine Pause zum Durchschnaufen gönnen würde. Oder einen grünen Smoothie mit einer großen Extraportion Vitalstoffen.

Überhaupt: Das, was Sie an negativer Energie beim Entschlacken einsparen, wie Zucker, Fett und tierisches Eiweiß, gewinnen Sie an positiver Energie dazu. Das steigert das Selbstbewusstsein und das Vertrauen in die eigenen Stärken. Und vielleicht sagen Sie dann auch einmal ganz einfach Nein, wenn es Ihnen zu viel wird. Das tut nämlich am allerbesten.

WIE FUNKTIONIERT DETOX?

So und jetzt soll es endlich ans Eingemachte gehen, denn wahrscheinlich rutschen Sie schon ungeduldig auf Ihrem Stuhl herum und wollen endlich wissen, wie so eine Detox-Kur nun eigentlich funktioniert.

Im Grunde ist es ganz leicht: Man verzichtet einfach auf das, was dem Körper nicht guttut. Dazu gehören, klar, Genussgifte wie Alkohol, Kaffee, Schwarztee und Zigaretten. Süßes natürlich auch. Und Weißmehl – egal ob in Kuchen, Gebäck, Brot oder Nudeln. Außerdem gehören dazu aber auch noch einige Nahrungsmittel, die im öffentlichen Bewusstsein ein weitaus weniger (oder überhaupt kein) schlechtes Image haben, wie zum Beispiel Fleisch, Wurst, Käse, Milch, Milchprodukte, grüner Tee und sogar bestimmte Obstsorten. Warum? Weil sie das Säure-Basen-Gleichgewicht schnell mal ins Saure kippen lassen. Und was das bedeutet, wissen Sie ja jetzt.

Man könnte, um den Körper zu reinigen, natürlich einfach fasten. Nur Brühe, Säfte, Tee und Wasser trinken. Aber ganz ehrlich: Für mich wäre das nichts. Dazu esse ich viel zu gern. Und dazu koche ich auch viel zu gern. Ich will zwar nicht stundenlang in der Küche stehen müssen, aber Schnippeln und Rühren haben schon eine gewisse meditative Wirkung auf mich. Genauso liebe ich es, auf den Wochenmarkt zu gehen und all die frischen Gemüse und Früchte anzuschauen. Ihren Geruch in mich aufzusaugen, ihre Farben … Oder im Schrebergarten einer Freundin knackfrische Möhren und Radieschen aus dem Beet zu ziehen.

Zum Glück bedeutet Detox aber nicht zwingend den Verzicht auf feste Nahrung und noch weniger bedeutet es den Verzicht auf Genuss. Das sehen Sie spätestens, wenn Sie sich ab Seite 45 durch die Rezeptideen in diesem Buch blättern. Worauf es ankommt, ist, Belastendes wegzulassen und stattdessen einfach solche Dinge zu essen, die den Körper wiederaufbauen und zu neuen Kräften kommen lassen. Die eben keine Säuren bilden, sondern basisch wirken. Die nicht so fett sind, dass Leber und Galle gleich wieder »kollabieren«. Und auch nicht so süß, dass der Blutzuckerspiegel ständig in Zickzackkurven verläuft. Weil das nämlich nur für weitere (Heiß-)Hungerattacken sorgt und so nicht nur das Gewicht immer weiter nach oben treibt, sondern eben auch die Organe nie zur Ruhe kommen lässt.

Um es auf den Punkt zu bringen: Worauf es ankommt, sind Nahrungsmittel, die Ihrem Körper Energie schenken, anstatt sie ihm zu rauben. Und ich sag es gleich: Damit bin ich voll und ganz in meinem Element.

DIE DETOX-KRAFT DER KRÄUTER

Sie wissen wahrscheinlich, dass ich bekennender Kräuter-Fan bin und gar nicht genug von diesen Vitalstoff-Boostern bekommen kann. Sie sind das i-Tüpfelchen auf allen Speisen. Sie verleihen jedem Essen den letzten Kick und durch ihre schöne grüne Farbe auch optisch den letzten Schliff. Dabei haben sie so gut wie keine Kalorien, helfen sogar, Öl (hat verhältnismäßig viele Kalorien) und Salz (schlecht für die Nieren) zu sparen, weil sie selbst so tolle Aromaträger sind – weshalb es auch gar nicht schlimm ist, dass ich von ihnen beinahe nicht genug bekommen kann.

Und wenn es ums Entschlacken geht, haben Kräuter noch ein weiteres unschlagbares Plus: Sie stecken bis zum Rand beziehungsweise bis in die kleinste Triebspitze voller basisch wirkender Mineralstoffe und Spurenelemente wie Kalium, Kalzium, Magnesium und Eisen. Und helfen somit dabei, schädliche Stoffwechselprodukte loszuwerden – indem sie den Körper dabei unterstützen, diese zu neutralisieren und auszuscheiden. Gleichzeitig werden die Kräuter selbst völlig säurefrei verstoffwechselt, tragen also nicht zur Bildung neuer Schlacken bei. Je nach Sorte wirken sie zudem entgiftend, entschlackend, blutreinigend, entwässernd oder abführend.

Und dann ist da natürlich noch was: das Chlorophyll, also der Pflanzenfarbstoff, der für das schöne Grün verantwortlich ist. Und dem wichtige Funktionen bei der Fotosynthese zukommen. Erinnern Sie sich? Das ist der Prozess, bei dem Pflanzen mithilfe von Sonnenlicht aus Kohlendioxid und Wasser Kohlenhydrate herstellen, die ein wichtiger Baustoff für sie sind. So betrachtet ist Chlorophyll nur eine andere Form von Sonnenlicht – und damit pure Energie. Aber Energie ohne ungesunde »Nebenwirkungen«, wie sie zum Beispiel Zucker mit sich bringt.

Chemisch gesehen ist Chlorophyll unserem roten Blutfarbstoff, dem Hämoglobin, ziemlich ähnlich. Deshalb bindet es wie dieser mehr Sauerstoff im Blut und regt die Bildung neuer Blutzellen an. Es ist eine gute Eisen- und Magnesiumquelle, wirkt gegen freie Radikale und fördert die Ausleitung von Schadstoffen. Das ist zwar nicht wissenschaftlich bewiesen, es gibt jedoch genügend Erfahrungsberichte, die die positive Wirkung bestätigen. Übrigens auch aus meiner eigenen Praxis. Ach ja, gegen schlechten Atem hilft Chlorophyll auch noch. Und das können Sie ganz einfach selbst ausprobieren. Zum Beispiel indem Sie nach dem Verzehr von Knoblauch ein paar Blättchen Basilikum oder Petersilie kauen.

Kräuter sind also immer gesund, manche gelten sogar als anerkannte Heilmittel. Weil es in diesem Buch aber darum geht, wie Sie Ihren Körper natürlich und sanft entlasten können, habe ich auf den folgenden zwölf Seiten eine kleine Auswahl getroffen und stelle Ihnen meine 21 liebsten Detox-Kräuter vor. Ich gebe zu: Einige davon sind keine »echten« Kräuter, sondern zum Beispiel Wurzeln, Blätter oder Früchte. Aber weil sie eben beim Entschlacken auch zu meinen absoluten Favoriten zählen, dürfen sie hier einfach nicht fehlen. Ich hoffe, Sie drücken ein Auge zu.

Ab Seite 36 erfahren Sie dann, wie meine 4-Wochen-Entschlackungskur genau funktioniert. Damit Sie schnell loslegen können.

»LEBER-KRÄUTER«

Bitter kurbelt die Fettverdauung an und unterstützt so die Leber. Wissenschaftler vermuten, dass das daran liegt, dass wir nicht nur im Mund Geschmacksrezeptoren für Bitteres haben, sondern auch im Darm. Und dass diese Rezeptoren Hormone bilden und freisetzen können, die die Verdauung und den Fettstoffwechsel steuern. Wenn diese beiden auf Touren kommen, kann Fett schneller abgebaut werden. Um davon zu profitieren, können Sie bittere Lebensmittel essen, wie Chicorée oder Radicchio, Löwenzahn, Kohl oder Grapefruit. Sie können aber auch Ihr Essen mit bestimmten Kräutern und Gewürzen verfeinern. Die lassen sich gut dosieren und liefern zudem noch so viele andere Aromen, dass keiner das Gesicht verziehen muss. Hier meine Favoriten:

1. Estragon kurbelt die Magensäfte und die Produktion von Gallenflüssigkeit an und unterstützt so die Verdauung. Er soll darüber hinaus die Nierentätigkeit anregen und die Entschlackung fördern.

2. Gänseblümchen regen die Leberfunktion an und fördern so die Entgiftung und den Abtransport von Schlacken. Denn obwohl sie so süß aussehen, sind sie reich an Bitterstoffen. Sie reinigen außerdem das Blut und entwässern – das ist gut für die Nieren!

3. Kurkuma animiert die Gallenblase, mehr Gallenflüssigkeit zu produzieren, und regt die Lebertätigkeit an. Und als ob das noch nicht toll genug wäre, löst Kurkuma auch noch Magenschmerzen und Blähungen, die auf einer gestörten Fettverdauung basieren.

4. Löwenzahn ist das klassische »Entgiftungskraut«. Er stärkt Leber und Galle und entwässert gleichzeitig , sodass jede Menge Schlacken und Giftstoffe aus dem Körper transportiert werden. Fast nicht zu toppen!

5. Minze ist auch so ein Kraut mit Mehrfachwirkung. Sie regt nämlich nicht nur die Produktion von Gallensäften und damit die Fettverdauung an. Sie entkrampft auch den Bauchraum und wirkt so Blähungen entgegen. Eine Tasse Pfefferminztee ist also die perfekte Alternative zum Magenbitter.

6. Thymian tut ebenfalls nicht nur der Leber gut. Er hilft gleich noch bei Magenproblemen, baut eine gesunde Darmflora auf und stärkt die Harnwege. In der Naturheilkunde wird es außerdem als Mittel gegen Schlappheit, Stimmungsschwankungen und Schlafprobleme eingesetzt – allesamt auch Symptome einer möglichen Verschlackung.

IMMER FRISCH

Kaufen Sie Kräuter am besten als Töpfchen, dann können Sie immer genau so viel ernten, wie Sie brauchen. Reste von losen Kräutern lassen sich in ein feuchtes Küchentuch gewickelt noch ein paar Tage im Kühlschrank aufheben. Auch Einfrieren klappt fast immer gut. Nur sehr zartes Grün wie Kerbel oder Basilikum mag das nicht.

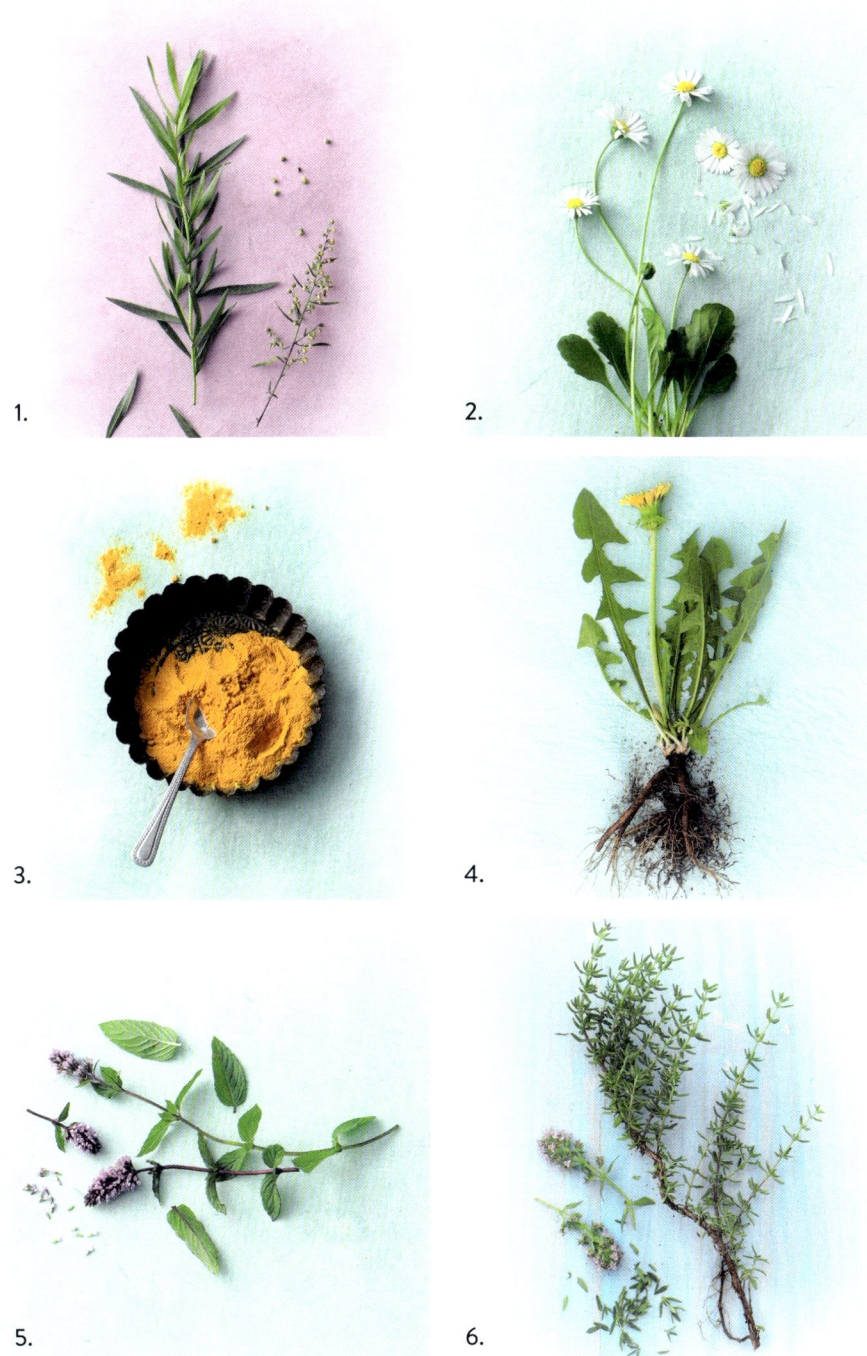

1.

2.

3.

4.

5.

6.

MORINGA, DAS SUPERKRAUT

Und hier kommt gleich noch eine meiner angekündigten »Schummeleien«. Denn Moringa ist kein Kraut, sondern ein weit übermannshoher Baum. Aber sie ist nun mal auch die Heilpflanze, die ich auf eine einsame Insel mitnehmen würde, wenn ich mich für ein einziges Gewächs entscheiden müsste. Was daran liegt, dass keine andere Pflanze so viele unterschiedliche Wirkstoffe und Einsatzmöglichkeiten hat.

Aufgrund des hohen Gehalts an Vitaminen, Mineralstoffen und Spurenelementen ist Moringa zum Beispiel ideal bei erhöhtem Vitalstoffbedarf – und damit auch für eine Entschlackungskur, bei der es ja auch darum geht, dem Körper möglichst viele Stoffe zuzuführen, die normalerweise gern mal zu kurz kommen. Ein weiterer Aspekt ist ihre leberstärkende und entgiftende Wirkung.

In Afrika setzt man Moringa vielerorts zur Wassersäuberung ein, seit man entdeckt hat, dass schon 0,2 Gramm Moringasamenpulver genügen, um einen Liter verschmutztes Wasser zu Trinkwasser aufzubereiten. Irgendwie wundert es mich da nicht, dass Moringa auch so effektiv ist, wenn es darum geht, den Körper »durchzuputzen«.

PULVER ODER KAPSELN?

Wie schmeckt Moringa aber denn nun? Scharf und ein bisschen wie Meerrettich. Das liegt an den vielen Senfölen. Daher passt sie prima zu Salaten, Rohkost, Dips und anderen herzhaften Speisen. Und schmeckt, wie der Eistee auf Seite 88 beweist, sogar in Erfrischungsgetränken.

Moringa kann man im Gegensatz zu den meisten anderen Kräutern allerdings nicht einfach am nächsten Gemüsestand kaufen. Stattdessen erhalten Sie die getrockneten Blätter als feines Pulver, lose oder in Kapselform oder etwas gröber geschnitten als Tee. Es wird also eher dosiert wie ein Gewürz. Und wenn Sie scharf nicht so gern mögen, können Sie immer noch auf Moringakapseln oder Presslinge umsteigen. Die schluckt man einfach hinunter. Für den Einstieg empfehle ich eine Kapsel/einen Pressling oder einen halben Teelöffel Pulver am Tag. Der Körper muss sich nämlich erst einmal an den hohen Chlorophyllanteil und die entgiftende Wirkung gewöhnen. In den ersten Tagen kann daher der Stuhl dünner sein als üblich. Das spielt sich aber im Lauf einer Woche alles ein, und Sie können auf zwei Kapseln/Presslinge oder einen Teelöffel Pulver aufstocken. Bei aller Liebe: Einmal im Jahr empfehle ich meinen Patienten übrigens eine etwa vierwöchige Moringapause. Einfach um Gewöhnungseffekte zu vermeiden und anschließend wieder das Beste aus dem Superkraut »herauszukitzeln«.

QUALITÄT IST WICHTIG

Wie bei vielen anderen Naturprodukten sind die Qualitätsunterschiede auch bei Moringa groß. Sicherheitshalber würde ich immer auf das europäische Biosiegel achten. Am besten sollte die Ware zudem in einem deutschen Labor getestet worden sein.

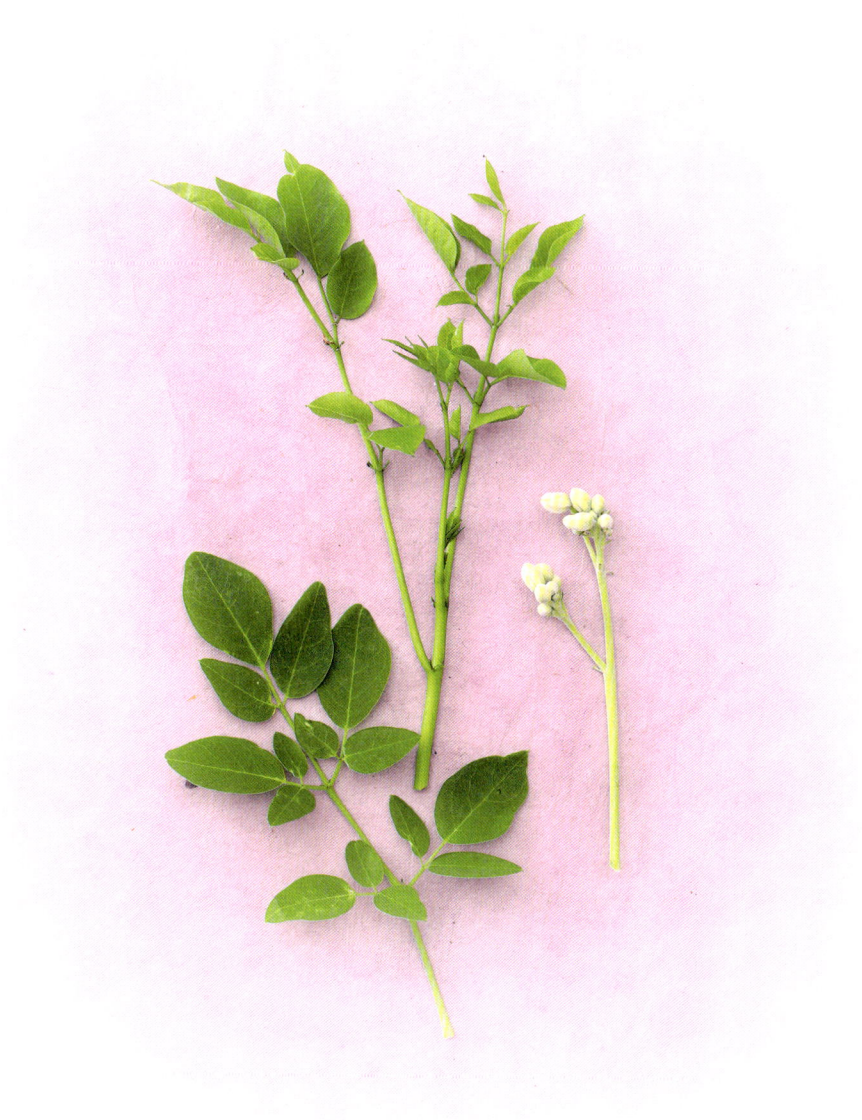

»DARM-KRÄUTER«

Im Verdauungstrakt hängt ja alles irgendwie zusammen. Deshalb sind die meisten Kräuter und Gewürze, die den (Leber-)Stoffwechsel anregen, auch gut für den Magen und den Darm. Weil sie ihnen die Arbeit erleichtern. Trotzdem würde ich einige Pflanzen eher dem Darm zuordnen, zum Beispiel weil sie nebenbei noch die natürliche Darmsanierung unterstützen, also abgelagerte Schleimschichten lösen, Blähungen entgegenwirken, die Darmperistaltik anregen und Parasiten oder Pilze im Darm bekämpfen. Kurzum, indem sie ein Darmklima schaffen, in dem sich die guten Bakterien wohlfühlen.

1. Ingwer regt die Magensäfte und Verdauungsenzyme an, gleichzeitig wirkt er aber auch entkrampfend, entblähend und antibakteriell. Außerdem hilft er sehr gut bei nervösen Magenbeschwerden. Alles in allem sorgt die scharfe Wurzel also für ein angenehmes »Bauchgefühl«.

2. Koriander hat eine krampflösende und verdauungsfördernde Wirkung. Er regt die Magentätigkeit an, tötet Bakterien ab und unterstützt so die Darmsanierung. Frischer Koriander schmeckt säuerlich scharf und leicht bitter, manche Menschen empfinden den Geschmack aber auch als seifig. Das Kraut wirkt entkrampfend auf den Magen-Darm-Bereich, entbläht und hat eine entzündungshemmende Eigenschaft. Zudem bindet es Schadstoffe an sich, die dann leichter ausgeleitet werden können. Bei den getrockneten Samen sitzen die gesundheitsfördernden ätherischen Öle in einer relativ harten Hülle, deshalb sollten Sie sie vor der Verarbeitung im Mörser zerstoßen. Extratipp: Weil beim Entgiften vermehrt Schadstoffe über die Atmung ausgeschieden werden, kann es zu Mundgeruch kommen. Dagegen hilft es, ein paar Koriandersamen zu zerkauen.

3. Oregano wirkt entkrampfend und verdauungsfördernd, beugt Blähungen und Koliken vor. Im Prinzip könnte man ihn auch gut zu den »Leber-Kräutern« zählen, weil er die Fettverdauung kräftig ankurbelt. Aus einem ganz besonderen Grund habe ich ihn aber dem Magen-Darm-Bereich zugeordnet: Das Kraut vermag nämlich sogar Helicobacter pylori zu bekämpfen, das zu den besonders hartnäckigen Magenbakterien zählt und häufig Ursache für eine Magenschleimhautentzündung ist. Dieselbe Wirkkraft hat übrigens auch Kümmel.

4. Petersilie bindet wie Koriandergrün Giftstoffe im Darm, sodass sie ausgeschieden werden können. Ich nasche daher gern zwischendurch immer wieder ein paar Blättchen. Ist einfach gut für die Entschlackung.

5. Rosmarin enthält besonders viele ätherische Öle, Gerbstoffe, Bitterstoffe und Harze. Und genau das macht ihn auch so wertvoll, wenn es darum geht, den Magen-Darm-Trakt zu entkrampfen.

6. Schnittlauch ist reich an Spurenelementen, Mineralien, Eisen – und Senföle. Die fördern zum einen die Verdauung (sind also leberentlastend), vor allem aber wirken sie im Magen-Darm-Trakt antiseptisch.

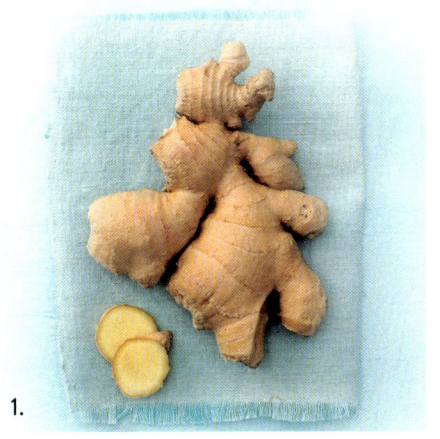

1.

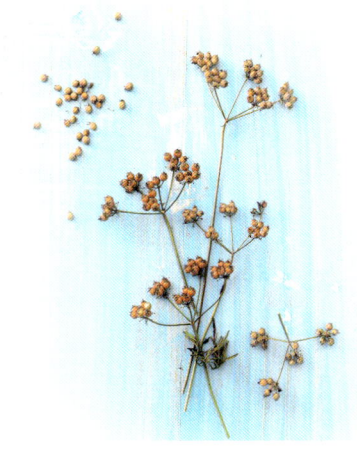

2.

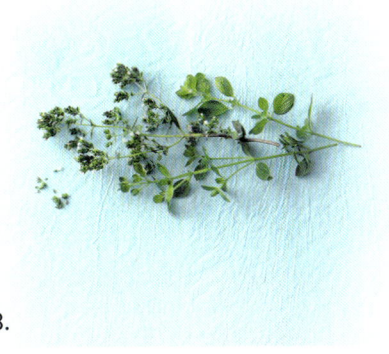

3.

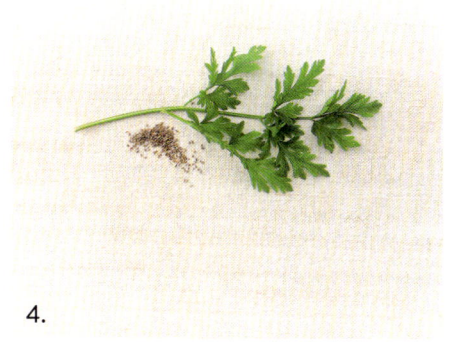

4.

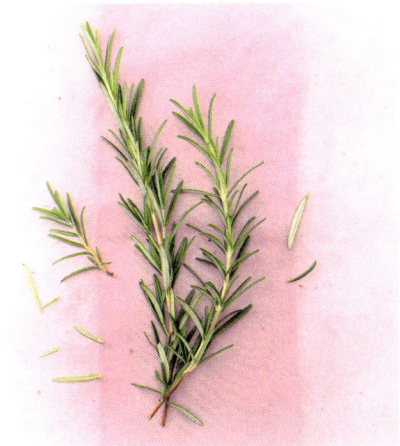

5.

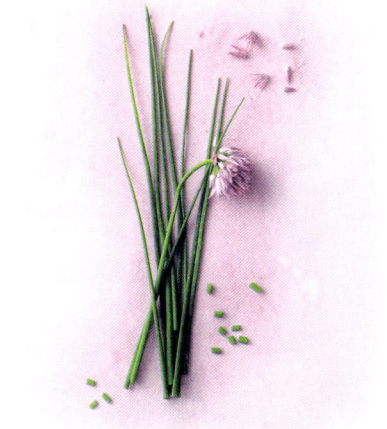

6.

BAOBAB, DAS BALLASTSTOFFWUNDER

Hatte ich gesagt, dass Moringa ein Riesenbaum ist? Nun, dann möchte ich Ihnen hier ein noch gewaltigeres Gewächs vorstellen: den Affenbrotbaum oder Baobab.

Baobab bedeutet »Frucht mit vielen Samen« und vor allem die eiförmigen grünen Früchte sind es auch, die man hierzulande immer mehr entdeckt. Sie werden erst geerntet, wenn sie bereits getrocknet sind, und stecken dann voller Vitamine, Mineralstoffe und Spurenelemente, allen voran die Vitamine B, C, E und K, Eisen, Kalium, Kalzium, Magnesium, Zink und Kupfer. Der Gehalt an Antioxidanzien – das sind sekundäre Pflanzenstoffe, die die Zellen vor dem Altern schützen – soll sogar höher sein als bei Superfoods wie Açai- und Gojibeere.

Fürs Entschlacken macht Baobab aber auch noch etwas anderes so wertvoll: sein ausgesprochen hoher Anteil an Ballaststoffen.

GESUNDE BALLASTSTOFFE

Weil ihm die entsprechenden Enzyme fehlen, kann unser Körper selbst Ballaststoffe zwar nicht oder nur unzureichend verdauen. Sie sind aber wichtiges Futter für gute Darmbakterien wie Bifidobakterien und Laktobazillen – und somit mitverantwortlich für eine gesunde Darmflora. Die wohlgenährten Bakterien wiederum schütten jede Menge Schutzstoffe aus, etwa Buttersäure. Die ist der wichtigste Energielieferant für die oberste Darmzellenschicht und kurbelt somit indirekt das Wachstum der Darmschleimhaut an, während sie gleichzeitig deren Durchblutung verbessert.

Weil Ballaststoffe Wasser binden, quellen sie im Darm enorm auf. Dadurch wächst das Volumen des Speisebreis und der Druck auf die Darmwand nimmt zu, was wiederum die Darmperistaltik anregt. Das alles bringt die Verdauung gehörig auf Trab, der Nahrungsbrei bleibt viel kürzer im Darm und der Stuhl ist weicher. Die Ballaststofffasern wirken zudem wie eine Bürste, die den Darm mal richtig »durchputzt«. Auch das regt die Neubildung der Schleimhaut an. Gleichzeitig werden beim Aufquellen jede Menge Schadstoffe gebunden – und so zügig abtransportiert und ausgeschieden. Auf diese Weise helfen Ballaststoffe sogar mit, einen erhöhten Cholesterinspiegel zu senken. Und weil sie unter anderem dafür sorgen, dass man länger satt ist, schwankt auch der Blutzucker weniger.

SO DECKEN SIE DEN BEDARF

Wegen ihrer vielfältigen positiven Wirkungen empfiehlt die Deutsche Gesellschaft für Ernährung, täglich 30 Gramm Ballaststoffe zu sich zu nehmen – aus Obst, Gemüse, Hülsenfrüchten, Kartoffeln und Vollkornprodukten. Aber diese Menge wird von kaum jemandem erreicht. Dabei kann man die Nahrung so leicht mit Ballaststoffen upgraden. Mit Früchten, Gemüse und Nüssen zum Beispiel. Oder mit Baobabpulver. Das wird in der Regel nämlich auch von denjenigen Menschen gut vertragen, deren Verdauungsapparat bei kohlenhydratreichen Ballaststoffen bisher eher rebelliert hat. Was an seinem hohen Anteil an löslichen Ballaststoffen liegt. Mit nur zwei gestrichenen Esslöffeln decken Sie schon fast die Hälfte der empfohlenen Tagesmenge.

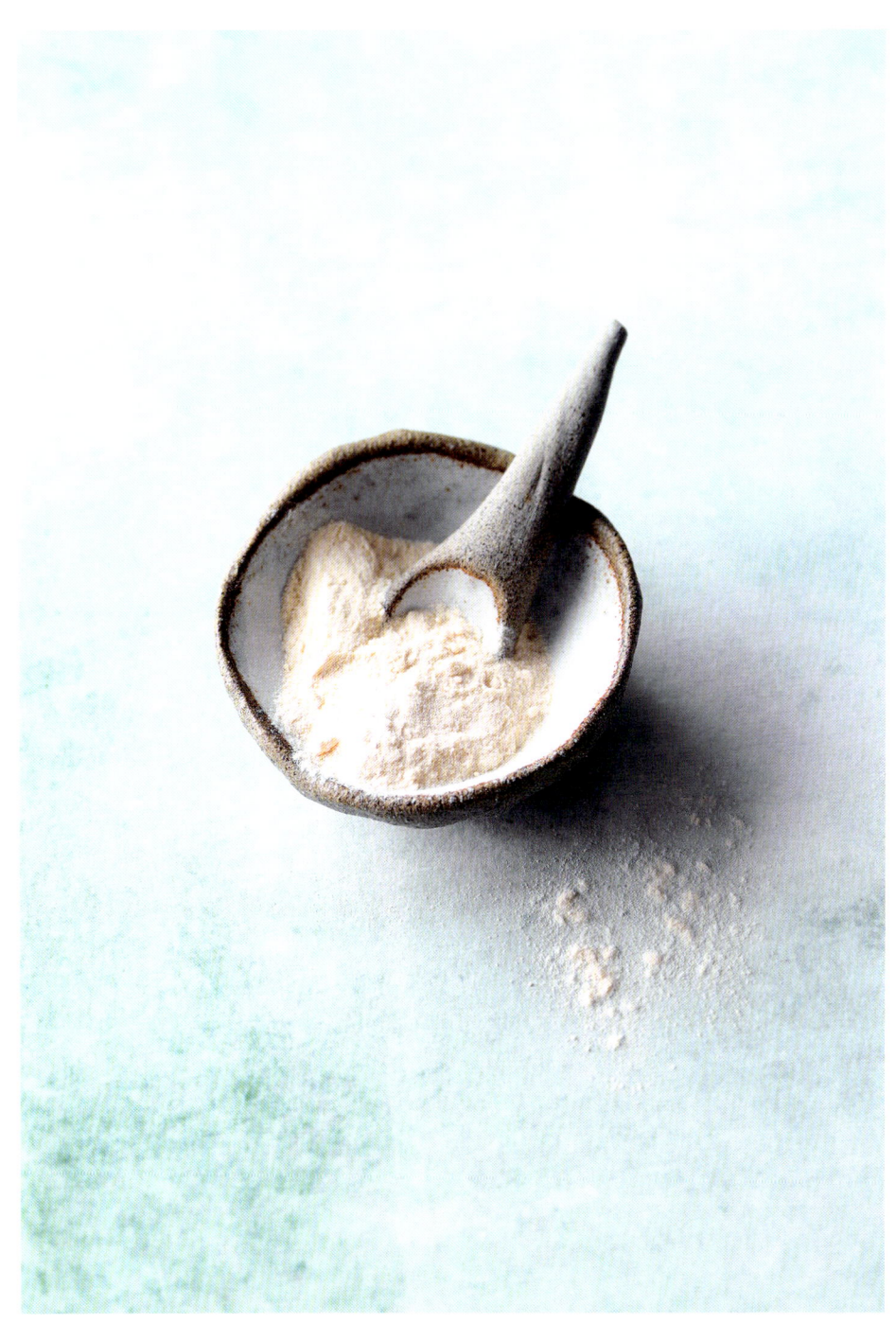

»NIEREN-KRÄUTER«

Hier nun noch meine Lieblingsauswahl an Kräutern, die die Ausleitung von Schadstoffen über die Nieren sanft unterstützen und so ganz nebenbei auch noch mithelfen, die Nieren selbst zu reinigen.

1. Basilikum wirkt wunderbar entwässernd und beugt der Entstehung von Nierensteinen vor. Sie können zum Beispiel einfach fünf Blätter mit kochendem Wasser übergießen, das Ganze zehn Minuten ziehen lassen und dann als Tee trinken. Oder Sie streuen einfach öfter eine Handvoll fein geschnittene Blätter über Salat und Nudeln.

2. Birkenblätter wirken entwässernd und harntreibend und helfen so, Schadstoffe aus dem Körper zu schwemmen. Ich liebe zum Beispiel diese Teemischung aus je 15 Gramm getrockneter Löwenzahn-, Brennnessel-, Ehrenpreis- und Birkenblättern sowie Veilchen- und Schlüsselblumenblüten. Auch äußerlich hat sich die Birke bewährt: als Massageöl zur Unterstützung beim Abtransport von Cellulitis-Schlacken.

3. Brennnesseln gehören einfach zu meinen absoluten Lieblingskräutern. Sie haben eine stark entgiftende Wirkung, regen die Verdauung und den Stoffwechsel an und befreien den Körper von Schlacken. Sie stecken voller Mineralien wie Kalium, Kalzium und Kieselsäure, was sie zu einem sehr basischen »Gemüse« macht. Sie enthalten außerdem viel Eisen, Flavonoide (die verleihen ihr die entwässernde Eigenschaft) sowie die Vitamine B_1, B_2, B_3, B_5, B_6, B_7 und C sowie Folsäure und Vitamin K. Und weil sie auch noch reich an pflanzlichem Eiweiß sind, machen sie dazu ziemlich satt.

4. Brunnenkresse wirkt entgiftend und hilft den Nieren, Schlacken aus dem Körper auszuscheiden. Positiver Nebeneffekt: Das Hautbild verbessert sich und Falten schwinden. Einziger Wermutstropfen: Brunnenkresse lässt sich weder trocknen noch einfrieren. Daher ist die Saison recht kurz. Mein Tipp: Als Pesto hält es in einem sauberen Schraubglas ein paar Monate.

5. Kerbel ist ein wahres Wunderkraut, denn es bringt den Zellstoffwechsel, den Kreislauf und die Fettverbrennung in Schwung und regt gleichzeitig die Nierentätigkeit an. So hilft er, Schadstoffe abzutransportieren.

6. Liebstöckel hat eine entwässernde, harntreibende Wirkung, deshalb nutzt man ihn gern zum »Durchspülen« bei entzündlichen Erkrankungen der ableitenden Harnwege. Abgesehen davon fördert er die Verdauung und bringt bei Völlegefühl, Blähungen und saurem Aufstoßen Linderung. Also wieder mal ein Kraut mit Mehrfacheffekt.

SELLERIESAFT

Ich liebe frisch gepressten Stangenselleriesaft – ein Glas davon ist ein toller Nieren-Detox-Trunk. Wenn Ihnen der pure Geschmack zu herb ist, können Sie einfach Gurke, Möhre und etwas Petersilie mit in den Mixer schmeißen.

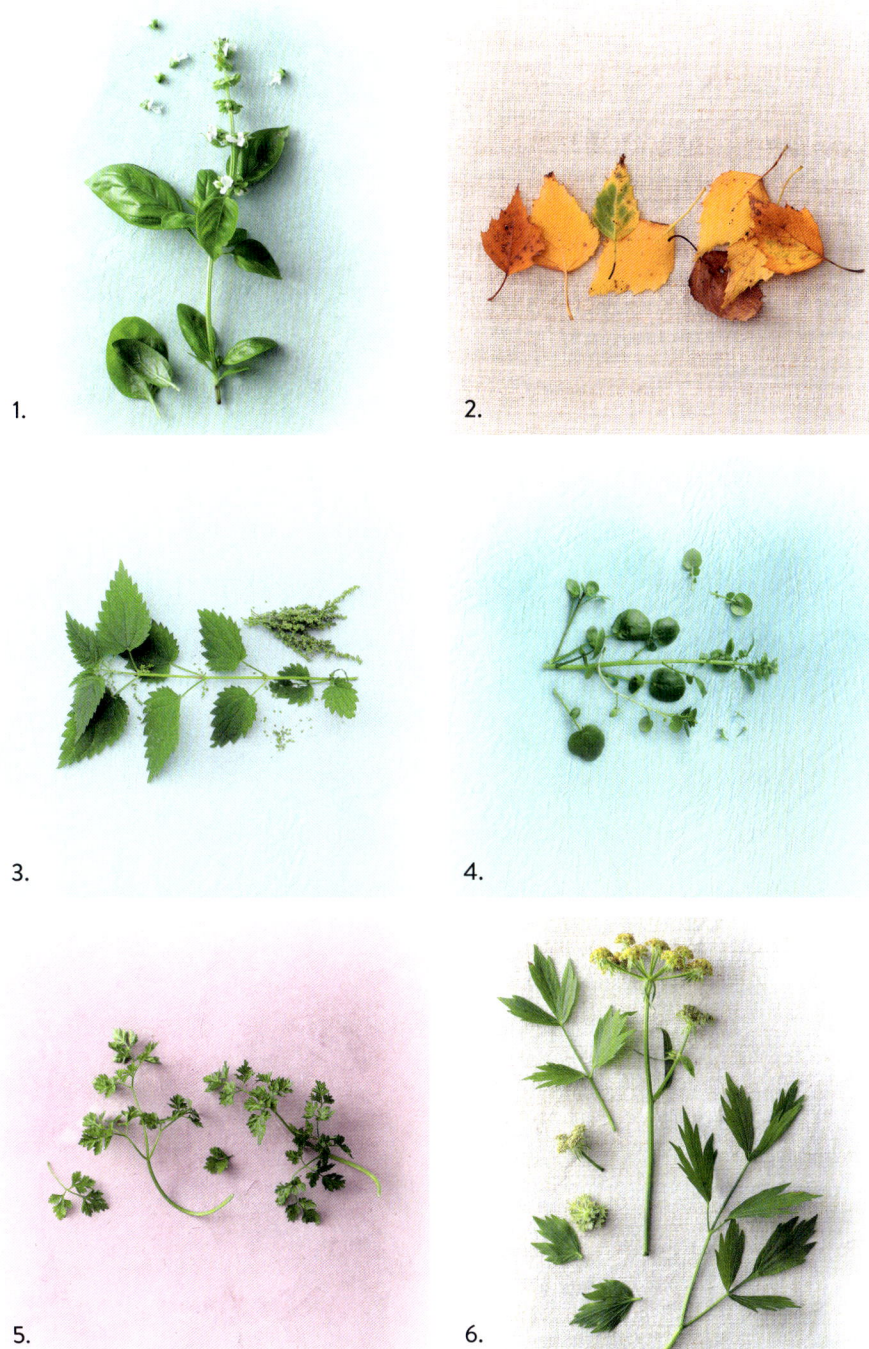

1.

2.

3.

4.

5.

6.

KOKOSNUSS, DIE VIELFÄLTIGE

Zum Schluss möchte ich Ihnen noch eine Pflanze an Herz legen, die zwar ebenfalls nicht wirklich zu den Kräutern gehört, aber einfach nicht fehlen darf: die Kokosnuss.

KOKOSWASSER

Ich esse wahnsinnig gerne frische Kokosnuss. Noch lieber allerdings trinke ich das Kokoswasser aus den grünen, unreif geernteten Nüssen. Dieses Wasser muss nicht weiterbehandelt werden und man kann es sogar direkt aus der Frucht trinken. Man kappt dazu nur die Spitze der Nuss und steckt einen Strohhalm hinein.

Kokoswasser verkauft sich neuerdings auch hierzulande bestens – allerdings selten direkt aus der Nuss, sondern eher im Tetra-Pak oder Fläschchen. Die gibt es heute in jedem Supermarkt. Was nicht nur daran liegt, dass Kokoswasser gut schmeckt, sondern auch daran, dass es so gesund ist. Anders als reines Wasser enthält es nämlich viele Vitalstoffe, die den Bedarf unseres Körpers daran ziemlich gut decken. Dazu gehören verschiedene B-Vitamine, Vitamin C und Folsäure sowie Kalium, Kalzium, Chlor, Magnesium, Natrium, Phosphor und Schwefel, Eisen, Jod, Kupfer, Mangan und Zink. Eigentlich verhindert nur der zu geringe Salzgehalt, dass Kokoswasser als natürliches isotonisches Getränk durchgeht. Es ist aber trotzdem Top für Sportler, noch dazu weil es pro 100 Milliliter gerade mal 20 bis 25 Kilokalorien hat und anders als »normale« Iso-Drinks oder Wellness-Wässer keine künstlich zugesetzten Stoffe enthält.

Warum Kokoswasser in diesem Buch auftaucht? Vermutlich erraten Sie es schon: Es hilft sehr effektiv beim Entschlacken. Zum einen, weil es stark basisch wirkt, weshalb es, regelmäßig getrunken, Übersäuerung entgegenwirkt. Zum anderen aktiviert es den Zellstoffwechsel, sodass Schlacken und andere Schadstoffe schneller abtransportiert und entsorgt werden können. Weil Kokoswasser die Harnproduktion anregt, wirkt es dabei vor allem auf die Nieren reinigend und unterstützend – und soll sogar helfen, der Bildung von Harn- und Nierensteinen vorzubeugen. Aufgrund seiner bakterienhemmenden Wirkung hat es sich zudem bei Harnwegsinfektionen gut bewährt. Weil es eben nicht nur durchspült, sondern auch gleich noch die Krankheitskeime bekämpft.

KOKOSÖL

Kokoswasser ist aber noch nicht der einzige Anti-Schlacken-Hit der Kokosnuss. Es gibt da auch noch das Kokosöl, das wie Kokosmilch aus dem weißen Fruchtfleisch der Kokosnuss gepresst wird. Es ist reich an leicht verdaulichen, kurz- und mittelkettigen Fettsäuren, die eine wichtige Energiequelle für die Leberzellen sind – und somit »Turbofutter« für den Stoffwechsel – und die Entgiftungsleistung der Leber fördern. Wer es regelmäßig zum Kochen und Backen verwendet, kann sein Verdauungssystem stärken und Keime oder Pilze im Darm unschädlich machen. Das Fantastische ist, dass die gute Darmflora außen vor ist, sie wird durch das Öl nicht angegriffen. Aber: Viel hilft nicht immer viel. Deshalb sollten Sie Kokosöl nur in Maßen zu sich nehmen – so wie alle anderen Fette auch.

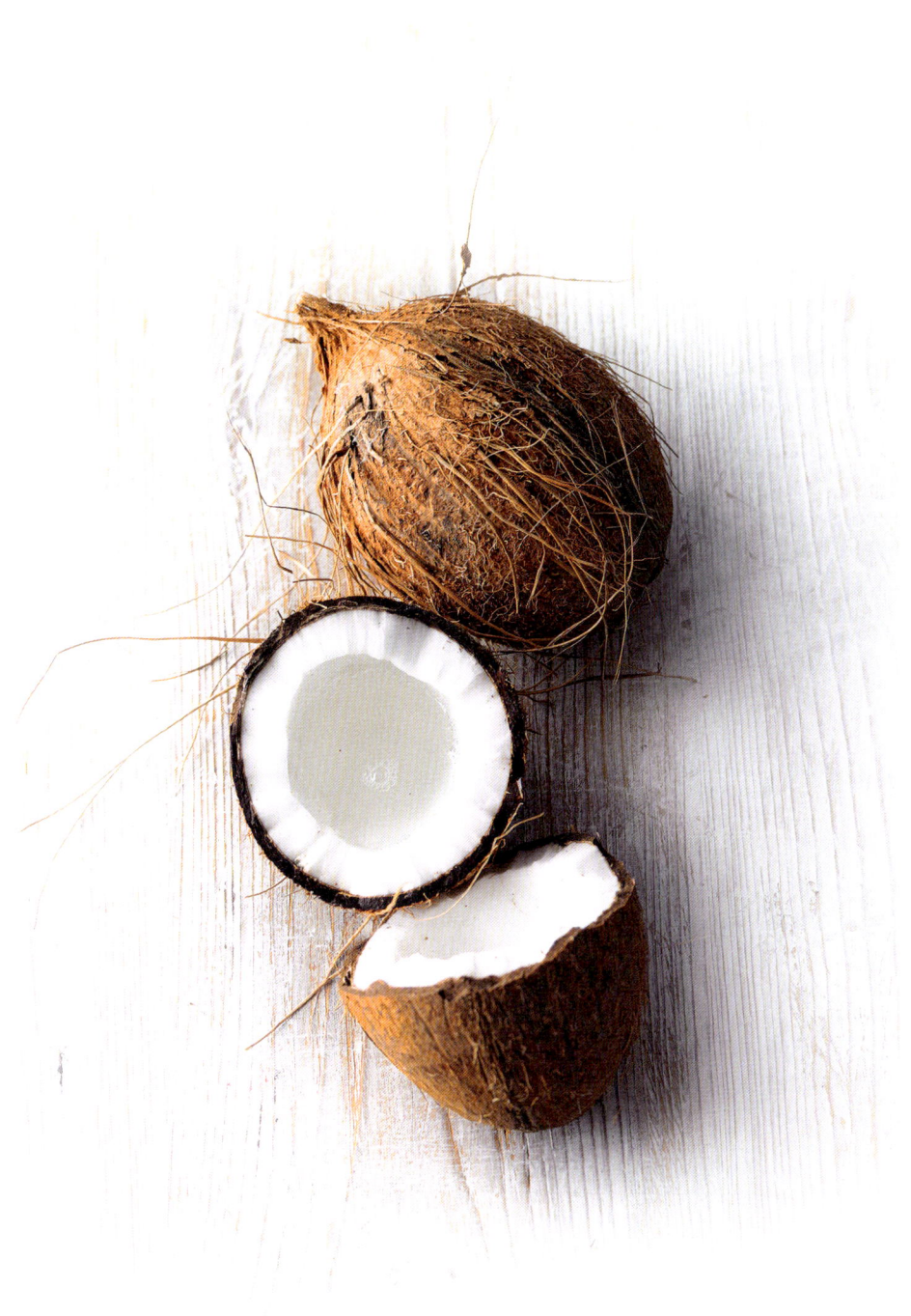

MEINE 4-WOCHEN-ENTSCHLACKUNGSKUR

·

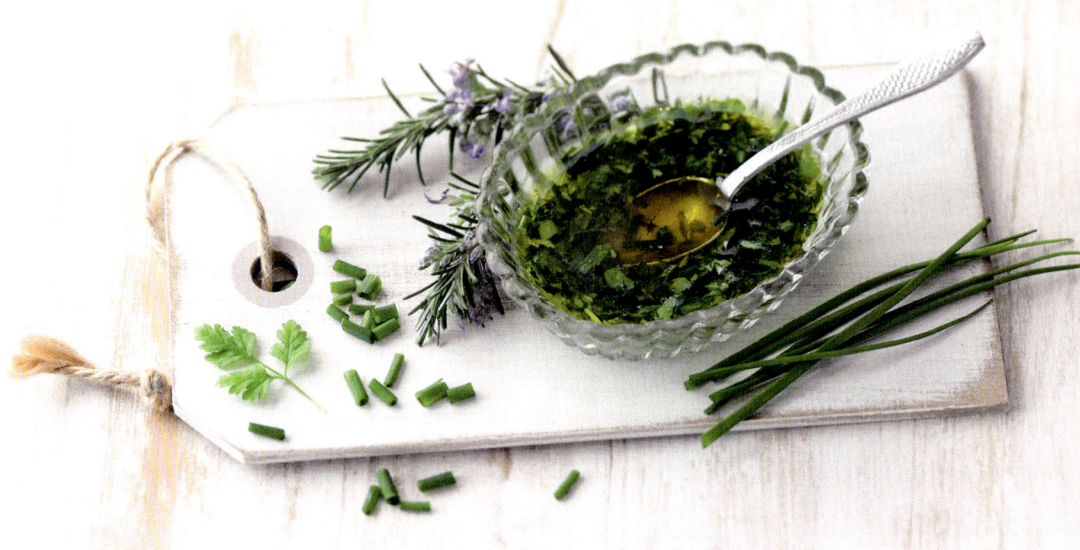

Ich faste wie gesagt nicht gern »klassisch« und ich kenne außer mir noch viele andere, die der Gedanke an eine reine Brühen- oder Saftkur eher abschreckt als motiviert. Zum Glück muss man aber gar nicht darauf verzichten, »richtig« zu essen, wenn man seinem Körper etwas Gutes tun möchte.

Sanftes Detox lautet meine Devise. Mit ausgewählten Lebensmitteln, die nicht belasten, mit viel Gemüse, das die Säure-Basen-Balance wiederherstellt, und mit reichlich Flüssigkeit, um die gelösten Schadstoffe auszuschwemmen. Und natürlich mit jeder Menge frischer Kräuter, die die Ausscheidungsorgane bei ihrer Arbeit ordentlich unterstützen. Statt sich zu kasteien, dürfen Sie abwechslungsreich genießen und können

so Ihrem Körper wertvolle Energie zuführen und neue Kraft tanken. Am besten planen Sie dazu gleich einen ganzen Monat ein. Die Schlacken in Ihrem Gewebe sind schließlich auch nicht von einem Tag auf den anderen entstanden. Dazu muss sich schon erst einiges ansammeln. Und deswegen kann man leider auch nicht erwarten, dass sie mal eben übers Wochenende wieder verschwinden. Ihr Körper braucht einfach Zeit, um die verschiedenen Depots anzuzapfen und den Abtransport ins Rollen zu bringen. Diese Zeit sollten Sie ihm geben. Ich verspreche Ihnen, dass es Ihnen dabei an nichts fehlen wird. Das zeigen auch der exemplarische Wochenplan und die Lebensmittellisten auf der hinteren Innenklappe des Buches.

PHASE 1: ENTLASTEN

Meine Entschlackungskur teilt sich in zwei Phasen, die jeweils 14 Tage dauern. In den ersten beiden Wochen geht es vor allem darum, die Übersäuerung des Körpers zu stoppen, damit nicht immer noch mehr neue Schlacken ins Gewebe eingelagert werden. Nur dann ist nämlich überhaupt Kapazität frei, um die bestehenden Schadstoffe abzubauen und loszuwerden.

Die wichtigste Maßnahme dazu ist es, dem Körper keine weiteren Säurebildner zuzuführen und im Gegenzug den Anteil der basischen Ernährung deutlich zu erhöhen. Das klingt jetzt ziemlich theoretisch, ist aber eigentlich ganz einfach. Sie verzichten dafür 14 Tage lang komplett auf Fleisch, Wurstwaren, Fisch, Meeresfrüchte, Milch und Milchprodukte, Eier, Getreide und Süßigkeiten sowie auf Alkohol, Kaffee, schwarzen und grünen Tee. Stattdessen genießen Sie eine erfrischende, leichte vegane Gemüseküche. Und führen so dem Organismus bei jeder Mahlzeit eine Riesenportion Kalzium, Magnesium, Kalium, Natrium und Eisen zu, die dann Mineralsalze bilden, die überschüssige Säuren neutralisieren und so die Schlacken wieder lösen.

DIE SACHE MIT DEM ZUCKER

Zucker schmeckt zwar süß, macht aber im Übermaß genossen ganz schön sauer. Nicht nur weil er wegen seiner vielen leeren Kalorien Übergewicht fördert. Sondern auch, weil er ebenfalls ein Säurebildner ist. Außerdem ist Zucker das beste Mastmittel für Pilze und ungesunde Bakterien im Darm. Was ebenfalls zur Übersäuerung beiträgt, weil

DIE BESTE ZEIT

Die klassische Zeit für eine Entschlackungskur ist das Frühjahr. Nach der genussreichen Winterzeit mit viel Gänsebraten und noch mehr Plätzchen kann der Körper eine Auszeit einfach gut gebrauchen. Außerdem erhalten Sie dann alle frischen Kräuter, die Sie für die Kur brauchen – auch die wilden wie Bärlauch oder Brennnessel.

Nur um der guten alten Tradition willen müssen Sie aber nicht bis zum nächsten Frühjahr warten. Sie können jederzeit mit dem Entschlacken anfangen – etwa wenn Sie über einen längeren Zeitraum Medikamente einnehmen mussten. Dasselbe gilt, wenn Sie abnehmen wollen. Denn mit dem Vorab-Entschlacken bringen Sie den Fettstoffwechsel wieder richtig in Schwung und die Kilos schmelzen anschließend noch besser. Das Besondere an meiner Entschlackungskur: Wenn Sie Gewicht verlieren wollen, brauchen Sie im Anschluss gar keine extra Diät machen. Sie können einfach so weiteressen wie während der Kur. Ein aktiver Fettstoffwechsel, die ausgewogene Ernährung und reichlich Flüssigkeit bringen ein Speckröllchen nach dem anderen zum Schmelzen. Und die vielen frischen Kräuter übernehmen als Fett-weg-Booster den Rest. Abnehmen kann so leicht sein. Und so genussvoll!

TRINKEN NICHT VERGESSEN

Viel Trinken ist während der Entschlackungskur natürlich extrem wichtig, um möglichst viele Giftstoffe auszuschwemmen. Zwei bis drei Liter am Tag sollten es auf jeden Fall sein – vor allem Leitungswasser und stilles Mineralwasser. Alles Sprudelige enthält Kohlensäure, und zusätzliche Säure können Sie aktuell gerade nicht brauchen.

Wenn Ihnen Wasser pur auf Dauer zu fad ist, können Sie auch auf ungesüßten Kräuter- oder Früchtetee umsteigen. Aber bitte nicht auf so momentan beliebte Sorten wie Blaubeerküchlein oder Süße Küsschen, denn die enthalten viel zu viele Aromastoffe. Schauen Sie sich besser in der Bioecke des Drogerie- oder Supermarkts um. Auch gut: aromatisiertes Wasser, aber ebenfalls nicht die fertigen Angebote von den großen Getränkeherstellern, sondern selbst gemacht. Das geht ganz schnell: ein Krug Wasser, ein paar Scheiben Gurken, Ingwer oder Zitrone dazu oder eine Handvoll Himbeeren oder einige Zweige frische Minze und Zitronenmelisse. Oder mehrere davon ... Schmeckt herrlich erfrischend! Reicht immer noch nicht? Dann blättern Sie mal auf die Seiten 88–89 und 136–137. Dort finden Sie auch noch ein paar neue Getränkeideen.

durch die geschädigte Darmflora die Mineralstoffaufnahme deutlich erschwert wird und weniger Puffer ins Blut gelangen. Da sich im sauren Milieu wiederum bevorzugt ungünstige Darmbakterien und Pilze entwickeln, entsteht eine gefährliche Spirale.

Was man auch nicht vergessen darf: Zuckerreiche Nahrung lässt den Blutzuckerspiegel im raschen Wechsel weit nach oben und unten schnellen, weswegen man ständig Hunger hat und der Körper quasi rund um die Uhr mit dem Verdauen und allem, was dazugehört, beschäftigt ist.

FRISCH UND SELBST GEMACHT

Zucker, das ist aber nicht nur das Ein-Kilo Päckchen aus dem Supermarkt, von dem man löffelchenweise in den Kaffee oder andere Speisen rührt. Zucker steckt vor allem in ganz vielen fertigen Nahrungsmitteln. Und zwar nicht nur in Kuchen, Keksen, Konfitüre, Schokolade und Gummibärchen, sondern auch in solchen, bei denen man es überhaupt nicht erwartet. Wie zum Beispiel Wurst. Oder Pizza. Gerade Fertiggerichte sind in der Regel extrem zuckerlastig. Werfen Sie nur mal einen Blick auf die Zutatenliste. Je weiter vorn dort »Zucker« steht, desto mehr ist von ihm enthalten. Und lassen Sie sich nicht täuschen, denn Zucker kann sich hinter einer ganzen Latte von Begriffen verbergen. Als grobe Faustregel gilt: Alles, was auf -ose, -sirup, -dicksaft oder -süße endet, ist Zucker. Also zum Beispiel Dextrose, Glukosesirup, Traubensüße. Und, und, und. Was Sie übrigens auch noch im Überfluss in Fertiggerichten finden, sind Zusatzstoffe aller Art: fürs Aroma, für die Optik, fürs Mundgefühl, für die Haltbarkeit ... Alle diese künstlichen Nahrungsmittelzusätze fördern ebenfalls die Übersäuerung. Und was sie unter Umständen sonst so im Körper anrichten, ist noch gar nicht alles erforscht.

Am besten essen Sie einfach gar keine Fertiggerichte, sondern bereiten sich Ihre Mahlzeiten selbst zu. Das gilt ganz besonders während der Entschlackungskur. Sie müssen dafür nicht lang in der Küche stehen. Alles ist in wenigen Minuten fertig. So, wie ich es liebe. Da schmeckt das Gemüse schön knackig und die wichtigen Vitalstoffe bleiben erhalten.

UND WAS IST MIT OBST?

Nur um das ganz klar vorwegzunehmen: Obst ist natürlich gesund und eine wichtige Vitaminquelle. Allerdings wird der Zucker darin, die Fruktose, nicht wie normaler Zucker verstoffwechselt. Stattdessen gelangt sie direkt in die Leber, wo sie in die körpereigene Speicherform Glykogen umgewandelt wird. Bei einem zu großen Fruktoseangebot kommt die Leber damit nicht nach, was wiederum zu einem Anstieg der Harnsäurewerte führt – und im Extremfall sogar eine Leberverfettung begünstigt, weil die Fruktose alternativ auch zu Fettsäuren verstoffwechselt und vor Ort eingelagert wird. Was noch dazukommt: Der Dünndarm kann nur eine gewisse Menge Fruktose abgeben, der Rest gelangt unverdaut in den Dickdarm, wo er von Bakterien zersetzt wird. Dabei entstehen wieder Gase und Säuren …

Für den Anfang empfehle ich daher, Obst nur in kleinen Mengen zu essen und vor allem solche Sorten, die relativ wenig Fruktose enthalten, wie Aprikosen, Beeren, Guaven, Pfirsiche oder Zitrusfrüchte.

PHASE 2: AUFBAUEN

Nach 14 veganen Tagen startet dann die zweite Phase (siehe ab Seite 91). Die Lebensmittelauswahl ist nun weniger streng und damit es nicht langweilig wird, sind auch Milchprodukte, Eier, Fisch und Fleisch wieder in Maßen erlaubt. Mageres Eiweiß ist auch deshalb wichtig, weil der Körper sonst schnell auf Hungerstoffwechsel umstellt und anfangen würde, seine eigenen Eiweißreserven anzuzapfen, was auch beim Entschlacken eher kontraproduktiv ist. Denn Körpereiweiß steckt vor allem in den Muskeln. Und gerade die brauchen Sie, wenn Sie Fett verbrennen und die darin gespeicherten Schadstoffe loswerden wollen. Fisch versorgt die Zellen außerdem mit wertvollen Omega-3-Fettsäuren. Die wirken sich unter anderem positiv auf die Sauerstoffversorgung der Zellen aus, was wiederum den Abtransport der Schlacken unterstützt. Und die Milchsäurebakterien in Quark oder Skyr unterstützen den Aufbau einer gesunden Darmflora. Nicht zuletzt sorgen die »neuen« Zutaten für mehr Abwechslung – und somit dafür, dass Sie weiter dabeibleiben. Das ist übrigens auch ein Argument gegen Brühen- und Saftkuren, die eher wenig abwechslungsreich sind und die man daher meist nicht lang durchhält.

Trotzdem kochen Sie auch in Phase 2 überwiegend vegetarisch. Denn nur wenn die Basenzufuhr hoch bleibt, wird das Gewebe weiter entschlackt. Zudem sammeln Sie so ein schönes Basenplus an. Säurebildner wie Zucker (außer Honig und Kokosblütenzucker in Maßen), Weißmehl oder Kaffee bleiben deshalb weiterhin erst mal außen vor.

ESSGEWOHNHEITEN

Klar, was Sie essen, ist wichtig, Aber auch das Wie sollte nicht zu kurz kommen. Da ist zum Beispiel die optimale Essenszeit. Ihr Körper braucht zwischen den Mahlzeiten genug Zeit, um das, was Sie gegessen haben, auch zu verdauen. Bei pflanzlicher Kost geht das zwar recht flott, hier dauert die Verdauung in der Regel maximal vier Stunden. An tierischen Produkten haben Magen und Darm dagegen bis zu zehn Stunden zu knabbern. Auch deshalb verzichten Sie in den ersten beiden Entlastungswochen am besten ganz darauf.

Kommt zu schnell die nächste Portion hinterher, wird sie erst einmal »auf Eis gelegt«. Alles schön der Reihe nach. Leider beginnen in der Warteschleife bereits erste Vergärungsprozesse – und damit auch die Bildung von Gasen und Säuren. Essen Sie daher lieber drei große Mahlzeiten statt vieler kleiner. Sollte sich zwischendurch der Hunger melden, helfen die Snacks auf den Seiten 86–87 und 134–135. Oder ein richtig großes Glas stilles Wasser.

IMMER MIT DER RUHE

Ich stamme aus einer Familie der »Langsamesser«. Zu Hause fiel mir das nie besonders auf. Erst als ich irgendwann bei Freundinnen gegessen habe, merkte ich, dass alle schon längst fertig waren, während ich noch fleißig kaute. Noch viel später habe ich während meiner Ausbildung aber dann erfahren, dass unsere »Familientradition« durchaus Vorteile hat. Denn die Verdauung beginnt bereits im Mund. Je besser wir die Speisen mit den Zähnen zerkleinern, umso

weniger haben Magen und Darm später zu tun. Auch weil der Speichel Verdauungsenzyme enthält, die Stärke aufspalten.

Was außerdem gut am langsamen, genussvollen Essen ist: Bis die Sättigungssignale unser Gehirn erreichen, vergehen in der Regel 20 Minuten. Wer zu schnell isst oder sich dabei zu sehr ablenken lässt, etwa weil er beim Essen arbeitet, fernsieht oder liest, merkt weder, wie viel er isst, noch wann sein Körper genug hat. Große Mengen bedeuten aber auch längere Verdauungszeiten und damit erhöhtes Übersäuerungsrisiko.

WIE GEHT ES WEITER?

Im Grunde essen Sie in der zweiten Phase schon fast wieder »normal« – nur eben ohne Ihren Organismus mit allzu vielen Säurebildnern oder Fertiglebensmitteln und deren oft wenig gesunden Inhaltsstoffen zu traktieren. Daher braucht es, anders als bei vielen anderen Detox-Kuren, nach den vier Wochen auch kein »Fastenbrechen« und keine Aufbautage. Sie haben sich ja die ganze Zeit über ausgewogen ernährt. Im Grunde könnten Sie so für den Rest Ihres Lebens weitermachen, ohne dass Ihnen etwas fehlen würde. Deshalb wäre es natürlich wünschenswert, wenn Sie nicht gleich wieder in alte Essfallen tappen würden – ganz nach dem Motto »Endlich darf ich wieder!«, sondern dass Sie möglichst viele Ernährungsgewohnheiten der vergangenen Wochen beibehalten. Etwa viel Gemüse zu essen, selbst zu kochen, gut zu kauen ... Das werden Sie aber auch sicher machen. Weil es gut schmeckt. Und weil das Leben mehr Spaß macht, wenn man sich gut fühlt.

ENTSCHLACKUNGSWELLNESS

•

Es gibt in der Naturheilkunde verschiedene äußerliche Anwendungen, die das Entgiften und Entschlacken unterstützen. Diese drei können Sie gut zu Hause machen:

ÖLZIEHEN

Mit dieser Heilmethode aus dem Ayurveda werden Gifte und Säuren aus der Mundhöhle gezogen – jeden Morgen direkt nach dem Aufstehen und auf nüchternen Magen. Zunächst ziehen Sie dazu einen Zungenreiniger aus dem Drogeriemarkt mehrmals von hinten nach vorn über Ihre Zunge, um dort siedelnde Bakterien zu entfernen. Dann nehmen Sie einen Teelöffel Sesam-, Kokosoder Sonnenblumenöl (Bioqualität) in den Mund und spülen es etwa 20 Minuten darin hin und her. Spucken Sie das Öl auf ein Kosmetiktuch und entsorgen Sie dieses im Abfall. Zum Schluss putzen Sie sich ganz normal die Zähne. Erhöhen Sie die Ölmenge langsam auf einen Esslöffel voll.

BASENBAD

Zwei- bis dreimal in der Woche lassen sich angesammelte Säuren ganz entspannt in der Wanne loswerden: mit einem Basenvollbad. Sie können dazu im Drogeriemarkt oder Reformhaus einen entsprechenden Badezusatz kaufen. Oder Sie machen es wie ich und geben einfach 100 Gramm Natron in die mit 37 Grad warmem Wasser gefüllte Wanne. Das ist deutlich günstiger. Alle zehn Minuten bürsten Sie nun Ihren Körper von den Füßen ausgehend bis zum Hals in sanf-

ten, kreisenden Bewegungen ab, erst die rechte Körperseite, dann die linke. Anschließend wird im warmen Wasser weiter relaxt, insgesamt etwa 30 bis 40 Minuten. Wie effektiv das Ganze ist, können Sie mit pH-Teststreifen überprüfen, die Sie einmal vor dem Bad, einmal danach ins Wasser halten.

LEBERWICKEL

Wärme fördert die Entgiftungsleistung der Leber, deshalb empfehle ich, während einer Entschlackungskur regelmäßig einen Leberwickel aufzulegen. Dazu überbrühen Sie in einer großen Tasse einen Teelöffel Schöllkraut aus der Apotheke mit kochendem Wasser und lassen das Ganze zugedeckt zehn Minuten ziehen. In der Zeit bereiten Sie sich eine Wärmflasche vor und legen einen Waschlappen und ein großes Handtuch bereit. Sie seihen den Teeaufguss ab, tauchen den Waschlappen hinein und wringen ihn aus – gerade so, dass er nicht mehr tropft. Achtung, heiß! Nun packen Sie Ihr gesamtes Equipment und verziehen sich aufs Sofa. Dort legen Sie sich den Waschlappen unter dem rechten Rippenbogen im Bereich der Leber auf die nackte Haut und breiten das gefaltete Handtuch darüber, obenauf kommt die Wärmflasche. Dann dürfen Sie 15 bis 30 Minuten einfach so daliegen und entspannen. Herrlich! Gönnen Sie sich das Ganze in der ersten Woche jeden Tag (außer an den Basenbadtagen). In Woche zwei machen Sie dann dreimal einen Leberwickel, in den Wochen drei und vier genügen zwei.

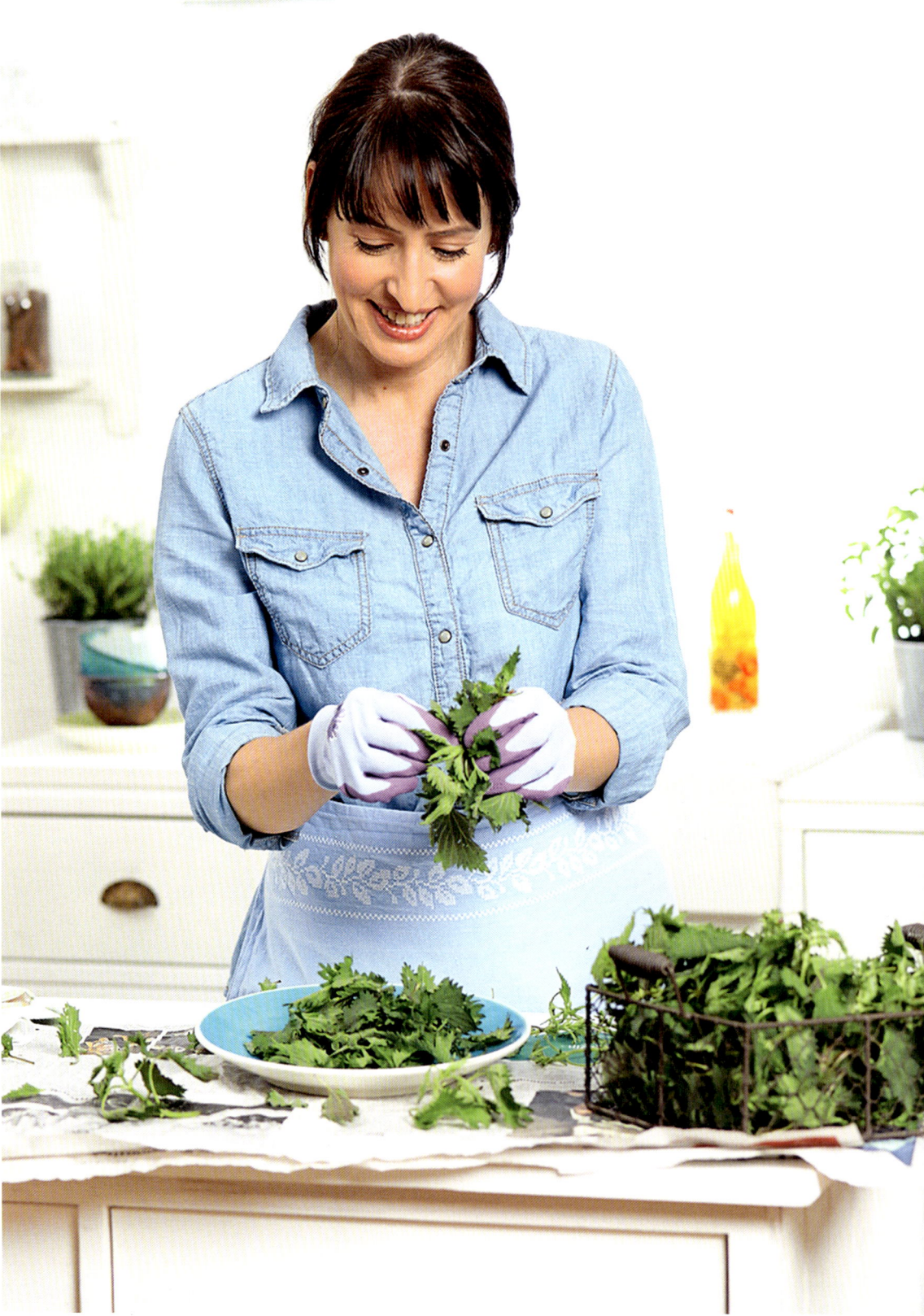

PHASE 1: ENTLASTEN

·

Jetzt geht es los. Die ersten zwei
Wochen stehen ganz im Zeichen der
Entlastung. Keine Sorge, das bedeutet
nicht, dass Sie gar nichts mehr essen
dürfen und ständig Hunger haben. Sie
brauchen nämlich nur solche Nahrungsmittel vom Speiseplan zu streichen, die
der Körper sauer verstoffwechselt.
So befreien Sie Ihren Körper ohne
Magenknurren und schlechte Laune
von Schlacken und Schadstoffen.

FRÜHSTÜCK

•

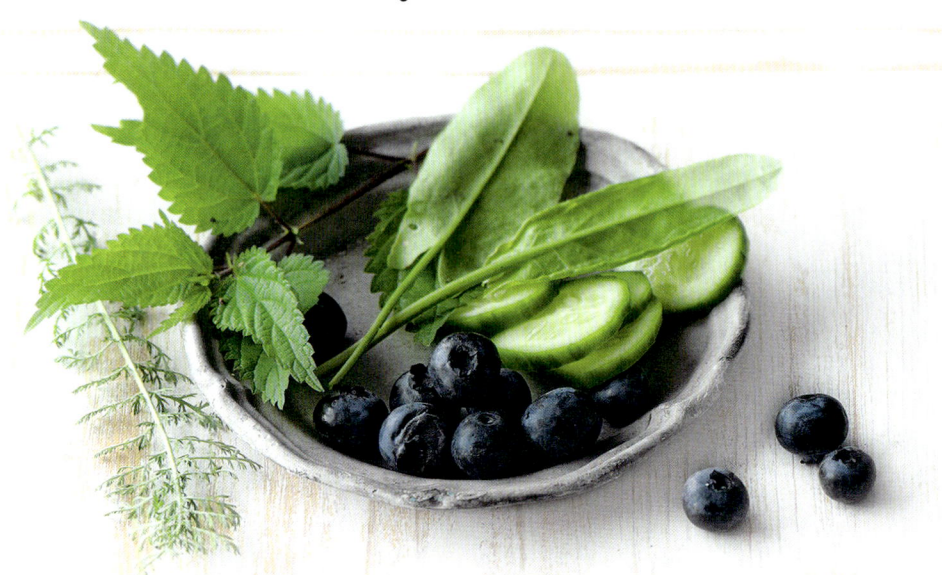

Auch wenn Sie schlafen, verbraucht Ihr Körper Energie. Die Organe stehen ja nachts nicht still. Sie atmen weiter, Ihr Herz schlägt, die Verdauung läuft … Die Energie, die dazu nötig ist, ziehen sie aus den körpereigenen Depots. So gesehen ist jede Nacht eine Art Mini-Fastenkur. Morgens jedoch sollte damit auch wieder Schluss sein, und die Energie- und Nährstoffspeicher wollen wieder aufgefüllt und der über Nacht abgesunkene Blutzucker wieder auf ein stabiles Niveau gebracht werden, um schwungvoll in den neuen Tag zu starten.

Normalerweise empfehlen Ernährungsberater dazu Vollkornprodukte wie Müsli und Schrotbrot, dazu Eiweiß in Form von Joghurt oder Milch und natürlich reichlich Obst. Alles Sachen, die Sie in der ersten Phase der Entschlackungskur eigentlich nicht essen sollten. Dass Sie trotzdem nicht mit knurrendem Magen losmüssen, zeigen die Rezepte auf den folgenden Seiten. Picken Sie sich einfach Ihre Lieblingsideen heraus.

Fast noch wichtiger als das Frühstück selbst ist, dass Sie morgens schon reichlich trinken. Beim Schlafen schwitzen wir nämlich rund einen halben Liter Flüssigkeit aus, und der fehlt dem Körper jetzt. Deshalb ist das Erste, was Sie nach dem Aufstehen tun sollten: trinken. Und zwar erst mal ein großes Glas Wasser mit dem frisch gepressten Saft einer halben Zitrone. Das füllt nämlich nicht nur die Wasserreserven, sondern regt auch die Verdauung an, reinigt die Nieren, wirkt entsäuernd (denn Zitronen schmecken zwar sauer, wirken aber superbasisch) und entgiftet. Den Rest übernehmen dann Kräutertees beziehungsweise klares Wasser.

AVOCADO-GRAPEFRUIT-SALAT MIT BASILIKUM

•

Der Früchtemix sorgt schon morgens für gute Laune und stimmt aufs Detoxen ein: Grapefruit unterstützt den Fettstoffwechsel, Beeren liefern viele Antioxidanzien und Basilikum regt den Stoffwechsel an.

FÜR 2 PERSONEN

2 EL Pinienkerne, 1 reife Avocado, 1 rosa Grapefruit, 100 g Heidelbeeren, 6 Blätter Basilikum, 150 g Sojaghurt

ZUBEREITUNG: 15 Minuten
PRO PORTION: ca. 440 kcal
8 g EW, 38 g F, 14 g KH

1. Die Pinienkerne in einer Pfanne ohne Fett goldbraun rösten. Vom Herd nehmen und abkühlen lassen.

2. Die Avocado halbieren, entkernen, das Fruchtfleisch aus der Schale heben und quer in Scheiben schneiden. Grapefruit samt der weißen Haut schälen. Die Filets mit einem spitzen Messer zwischen den Trennwänden herausschneiden, dabei den Saft auffangen. Heidelbeeren kurz abbrausen und verlesen. Basilikumblätter abbrausen, trocken schwenken, klein schneiden.

3. Avocado, Grapefruit, Beeren und Basilikum vorsichtig mischen. In zwei Schalen anrichten, mit dem abgetropften Grapefruitsaft beträufeln und mit den gerösteten Pinienkernen bestreuen. Den Sojaghurt darüber verteilen.

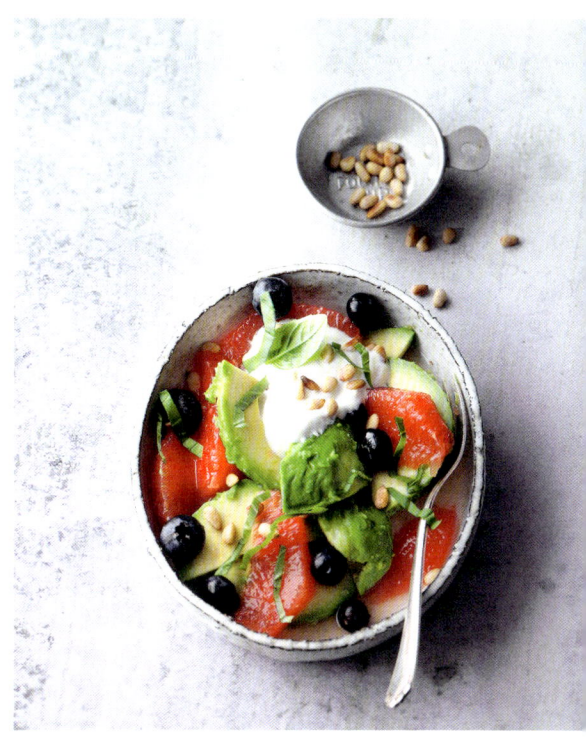

KÜCHENTIPP

Für alle, die kein Soja vertragen, gibt es andere pflanzliche Alternativen zu Milch(produkten), etwa aus Kokosnussmilch.

VEGANE WIESENKRÄUTERBRÖTCHEN

•

Mit diesen selbst gemachten Brötchen starten Sie energiegeladen in den Tag: Nüsse, Kerne und Samen bringen gleich eine ordentliche Portion Vitamine, Mineralstoffe und wertvolle Fettsäuren mit.

FÜR 6 BRÖTCHEN (À CA. 70 G)

80 g Mandelmehl, 60 g Chiasamen, 15 g Flohsamenschalen, 2 TL Weinsteinbackpulver, ½ TL Meersalz, je 15 g Minze und Zitronenmelisse, 250 g Seidentofu, 20 g Kokosöl, 2 TL Mohn zum Bestreuen

ZUBEREITUNG: 50 Minuten
(plus 15 Minuten zum Ruhen)
PRO STÜCK: ca. 145 kcal
10 g EW, 10 g F, 3 g KH

1. Das Mandelmehl, Chiasamen, Flohsamenschalen, Backpulver und Salz in einer Schüssel gut vermischen.

2. Minze und Zitronenmelisse abbrausen, trocken schütteln, die Blätter abzupfen und fein hacken. Mit Seidentofu, Kokosöl und 50 ml lauwarmem Wasser zur Mandelmehlmischung geben und alles mit den Quirlen des Handrührers zu einem glatten Teig verrühren. 15 Minuten quellen lassen.

3. Inzwischen den Backofen auf 200 °C vorheizen. Ein Backblech mit Backpapier auslegen. Aus dem Teig mit angefeuchteten Händen 6 Brötchen formen, mit Abstand aufs Blech setzen, mit Mohn bestreuen und im heißen Ofen (Mitte) 25–30 Minuten backen. Auf einem Kuchengitter vollständig auskühlen lassen. Im Kühlschrank halten sich die Brötchen etwa 1 Woche.

AUFSTRICHVARIATIONEN

Apfel–Melisse: Für 2 Portionen 1 säuerlichen Apfel vierteln, schälen, entkernen und grob raspeln. In 2 TL Kokosöl 2 Minuten dünsten. 1 EL gehackte Zitronenmelisse, 2 TL Zitronensaft und 50 g Haselnussmus unter die warmen Äpfel mischen. Abkühlen lassen.

Kräuter–Tofu: Für 2 Portionen 100 g Seidentofu mit 1 TL Zitronensaft, 1 TL Senf und 1 TL Johannisbrotkernmehl pürieren. 1 Frühlingszwiebel waschen, putzen und in Ringe schneiden. ½ Bund Kräuter (z. B. Sauerampfer, Dill, Petersilie, Schnittlauch, Estragon) abbrausen, trocken schütteln, abzupfen und hacken. Alles unter den Tofu mischen. Mit Salz und Pfeffer würzen.

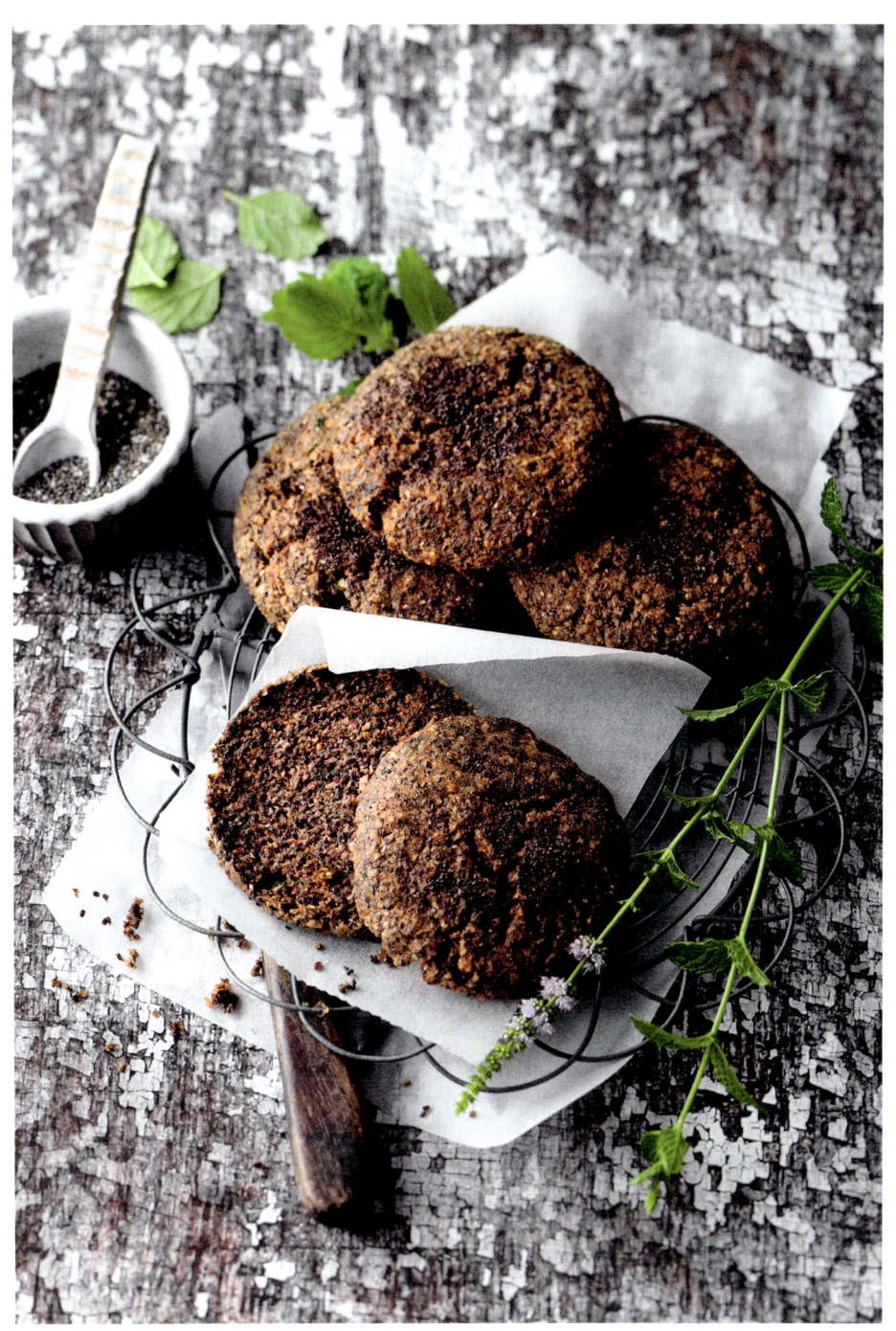

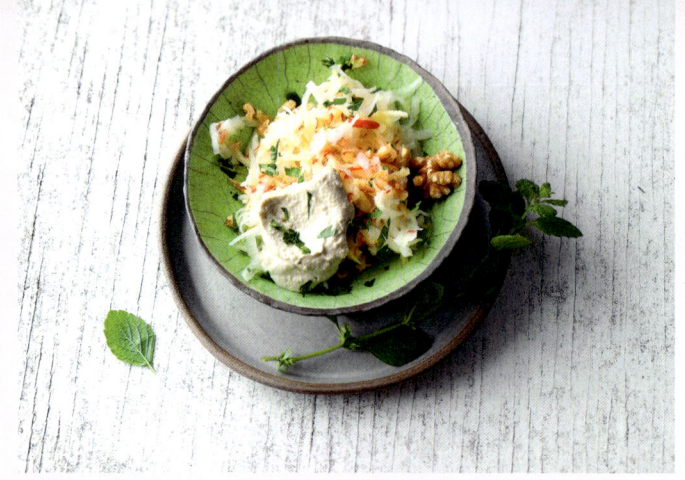

KOHLRABI-APFEL-ROHKOST MIT SEIDENTOFU

•

Wer es morgens gerne rohköstlich mag, wird diesen frischen Salat mit Petersilie und Zitronenmelisse lieben. On top gibt's zartcremigen Tofu, kombiniert mit der anregenden Würze von Moringa.

FÜR 2 PERSONEN

200 g Seidentofu, 3 EL Zitronensaft, ½ TL Moringablattpulver, 1 EL Walnussöl, Salz, Pfeffer, 1 Kohlrabi (ca. 300 g), 1 säuerlicher Apfel, 40 g Walnüsse, ½ Bund Petersilie, 2 Stiele Zitronenmelisse

ZUBEREITUNG: 20 Minuten
PRO PORTION: ca. 275 kcal
10 g EW, 20 g F, 13 g KH

1. Den Seidentofu abtropfen lassen, mit 1 EL Zitronensaft, Moringa und Walnussöl pürieren. Mit Salz und Pfeffer würzen.

2. Den Kohlrabi putzen und schälen, die zarten Blätter beiseitelegen. Kohlrabi grob raspeln. Den Apfel waschen, vierteln, entkernen und ebenfalls raspeln. Beides mit dem übrigen Zitronensaft verrühren.

3. Walnüsse hacken. Petersilie, Zitronenmelisse und Kohlrabigrün abbrausen, trocken schütteln, Blättchen abzupfen und bis auf ein paar zum Garnieren grob hacken. Nüsse und Kräuter mit der Rohkost mischen, salzen und pfeffern. In zwei Schälchen anrichten, mit Tofucreme überziehen und die übrigen Kräutern aufstreuen.

TOFU-KRÄUTER-»RÜHREI« MIT TOMATEN

·

Die Zeichen stehen auf Grün: Mit Tofu plus Kurkuma, Moringa
und reichlich Kräutern können Sie schwungvoll in den Tag
starten und bleiben dank viel Eiweiß lange satt.

FÜR 2 PERSONEN

2 Frühlingszwiebeln, 2 Schalotten, 1 kleine
Knoblauchzehe, ½ Bund gemischte Kräuter
(z. B. Estragon, Petersilie, Schnittlauch, Thymian), 200 g Tofu natur, 1 ½ EL Olivenöl,
1 TL gemahlene Kurkuma, 75 g Seidentofu,
½ TL Moringablattpulver, Salz, Pfeffer,
2 Tomaten

ZUBEREITUNG: 25 Minuten
PRO PORTION: ca. 225 kcal
14 g EW, 15 g F, 7 g KH

1. Die Frühlingszwiebeln waschen, putzen
und in feine Ringe schneiden. Schalotten
und Knoblauch abziehen und fein würfeln.
Kräuter abbrausen, trocken schütteln, Blätter abzupfen und fein hacken. Tofu mit einem Messer fein zerbröseln.

2. Das Olivenöl in einer beschichteten
Pfanne erhitzen. Schalotten darin bei mittlerer Hitze glasig dünsten. Tofu dazugeben,
mit Kurkuma bestäuben und leicht anbraten. Frühlingszwiebeln, Knoblauch, zwei
Drittel der Kräuter und den Seidentofu in
die Pfanne geben und 3 bis 5 Minuten weiterbraten, bis die Flüssigkeit verdampft ist.
Mit Moringa, Salz und Pfeffer würzen.

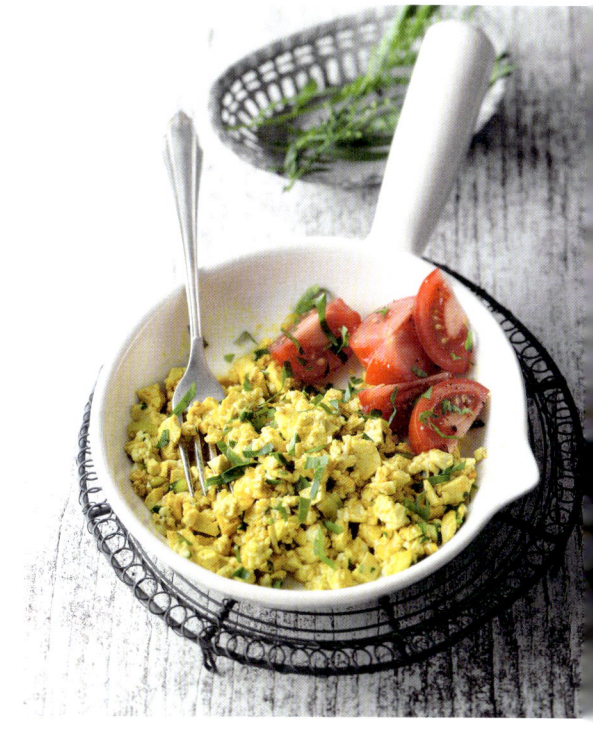

3. Tomaten waschen, halbieren, Stielansatz
entfernen und in Spalten schneiden. Auf
vorgewärmte Teller verteilen. Nach Belieben mit Salz und Pfeffer würzen. Das Tofu-
»Rührei« neben den Tomaten anrichten
und alles mit den verbliebenen gehackten
Kräutern bestreuen. Sofort servieren.

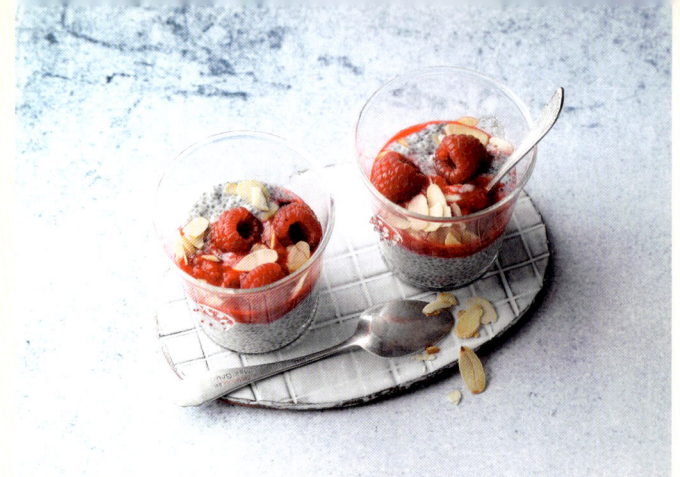

CHIA-MANDEL-PUDDING
MIT HIMBEEREN

•

Low Carb und frühstücksfein: Die vegane Leckerei überzeugt auf ganzer Linie. Beeren und Baobab wecken die Lebensgeister und pushen das Immunsystem. Chiasamen sorgen für einen Powerstart in den Tag.

FÜR 2 PERSONEN
200 ml Mandeldrink (ungesüßt), 40 g Chiasamen, 2 EL gehobelte Mandeln, 150 g Himbeeren, 1 TL Baobabpulver

ZUBEREITUNG: 15 Minuten
(plus 12 Stunden zum Quellen)
PRO PORTION: ca. 220 kcal
9 g EW, 16 g F, 8 g KH

1. Mandeldrink und Chiasamen verrühren und etwa 10 Minuten quellen lassen. Dann die Chiamischung noch mal umrühren, in zwei Gläser füllen und abgedeckt über Nacht im Kühlschrank quellen lassen.

2. Am nächsten Tag die Mandelblättchen in einer Pfanne ohne Fett goldbraun rösten. Vom Herd nehmen und abkühlen lassen.

3. Die Himbeeren verlesen, eventuell kurz abbrausen und vorsichtig trocken tupfen. 100 g der Beeren mit dem Baobabpulver und 1 EL Wasser in ein hohes Rührgefäß geben und mit dem Schneidstab pürieren.

4. Den Chia-Mandel-Pudding aus dem Kühlschrank nehmen und das Himbeerpüree darauf verteilen. Vor dem Servieren mit den verbliebenen Himbeeren garnieren und die gerösteten Mandeln aufstreuen.

GOLDENE
MANDEL-KURKUMA-SUPPE

·

Morgenstund' hat Gold im Mund: Das warme Wachmachersüppchen
aus dem Ayurveda wirkt entzündungshemmend, regt die Lebertätigkeit an und unterstützt dadurch den Körper beim Reinigen.

FÜR 2 PERSONEN

30 g Kurkumawurzel, 1 Stück Ingwer (ca.
2 cm), 2 TL Kokosöl, 500 ml Mandeldrink
(ungesüßt), ½ TL gemahlener Zimt, ¼ TL
schwarzer Pfeffer, 2 Msp. gemahlener Kardamom, 1 TL gemahlener Mohn, Zimt zum
Bestäuben

ZUBEREITUNG: 15 Minuten
PRO PORTION: ca. 140 kcal
3 g EW, 10 g F, 9 g KH

1. Kurkuma und Ingwer schälen und fein
würfeln (siehe Tipp). Zusammen mit dem
Kokosöl und Mandeldrink in den Standmixer geben. Zimt, Pfeffer und Kardamom
hinzufügen und alles erst auf kleiner Stufe,
dann auf höchster Stufe glatt pürieren.

2. Die gelbe Mandelmilch in einem Topf
aufkochen und bei milder Hitze etwa
5 Minuten ohne Deckel köcheln lassen.

3. Den Mohn in einer Pfanne ohne Fett bei
mittlerer Hitze kurz anrösten, vom Herd
nehmen und abkühlen lassen. Die Suppe
auf zwei Schalen oder tiefe Teller verteilen,
mit je ½ TL Mohn bestreuen und mit etwas
Zimt bestäubt servieren.

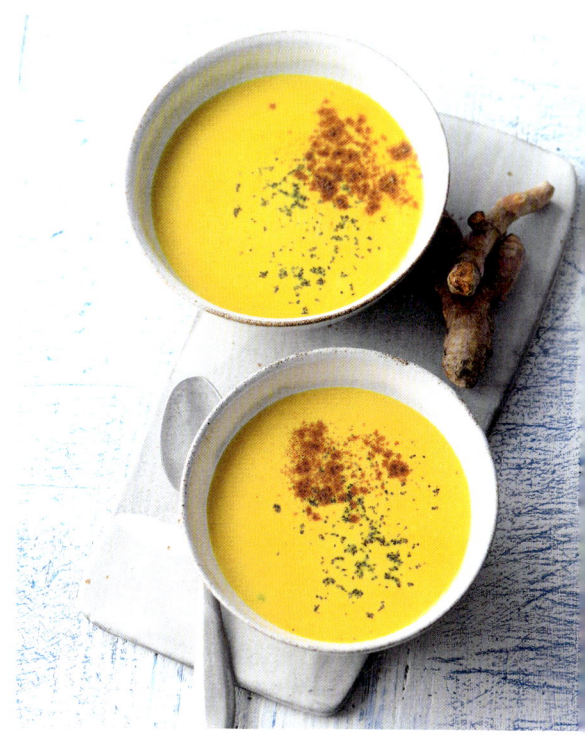

KÜCHENTIPP

Kurkuma oder Gelbwurz färbt ziemlich stark. Daher tragen Sie beim
Schälen und Verarbeiten der Wurzel
am besten Gummihandschuhe.

MAIKRÄUTER-GURKEN-SMOOTHIE

·

Ein herrlich aromatischer Smoothie, der frisches Grün mit Detox-Effekt auf den Frühstückstisch zaubert: Die Kräuter enthalten Senföle und Bitterstoffe, die helfen, Giftstoffe aus dem Körper zu schwemmen.

FÜR 2 GLÄSER (À 300 ML)
80 g junge Maikräuter (z. B. Brennnessel, Brunnenkresse, Bärlauch, Kerbel, Sauerampfer, etwas Schafgarbe), 1 Minigurke, 1 Stück Ingwer (ca. 1 cm), 1 EL Haselnuss- oder Mandelmus, 1 EL Zitronensaft, ½ TL gemahlener Zimt

ZUBEREITUNG: 10 Minuten
PRO PORTION: ca. 150 kcal
8 g EW, 10 g F, 6 g KH

1. Kräuter abbrausen, trocken schütteln, abzupfen und bis auf ein paar Blättchen für die Deko klein schneiden. Gurke waschen und würfeln. Ingwer schälen und hacken.

2. Kräuter, Gurke, Ingwer sowie Haselnuss- oder Mandelmus mit Zitronensaft, Zimt und 400 ml kaltem Wasser in den Standmixer geben. Erst auf kleiner Stufe starten, dann alles auf höchster Stufe cremig-fein pürieren. Falls der Drink zu dickflüssig ist, noch weitere 50 ml Wasser kurz untermixen.

3. Den Smoothie auf zwei Gläser verteilen, mit den übrigen Kräuterblättchen dekorieren und sofort servieren.

SMOOTHIE-VARIANTEN

Löwenzahn-Apfel-Smoothie: 1 Apfel waschen, vierteln, entkernen und grob schneiden. 50 g jungen Löwenzahn und 40 g Babyspinat waschen. Alles mit 1 EL geschrotetem Leinsamen, 1 EL Zitronensaft und 250 ml Wasser cremig pürieren.

Fenchel-Portulak-Smoothie: 100 g Fenchel waschen, putzen und grob zerkleinern. 70 g Portulak und 4 Stiele Petersilie waschen. Mit Fenchel, 2 EL Limettensaft, 2 TL Haselnussmus, 1 TL Moringablattpulver und 250 ml Wasser fein mixen. Mit Salz und Pfeffer würzen.

Heidelbeer-Brunnenkresse-Smoothie: 100 g TK-Heidelbeeren auftauen. ½ Avocado schälen und würfeln. 1 dünne Stange Staudensellerie mit Blättern waschen und klein schneiden. 50 g Brunnenkresse und 50 g Romanasalat waschen, putzen und grob zerpflücken. Alles mit 1 EL Zitronensaft und 250 ml Wasser im Mixer pürieren.

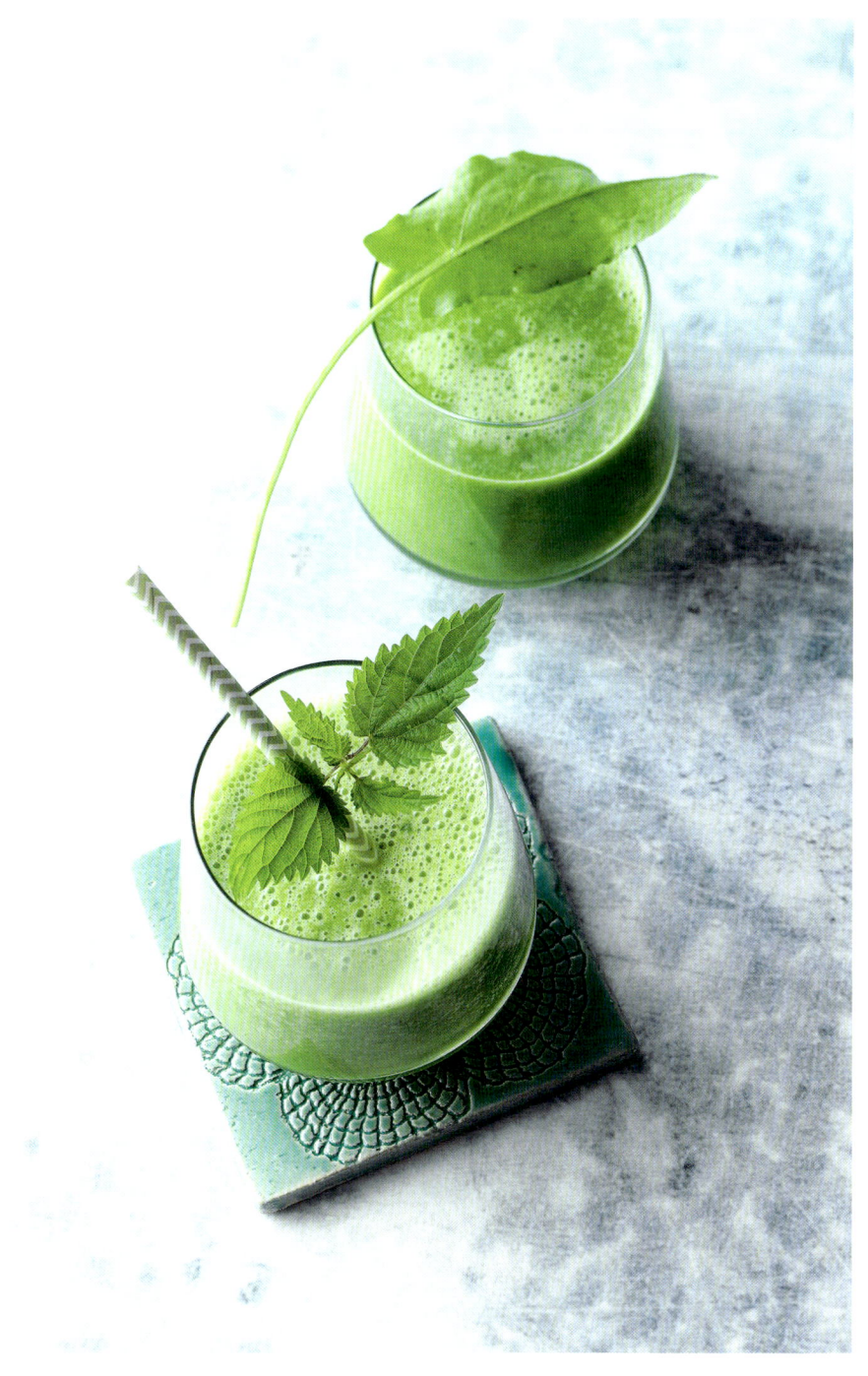

WARME GERICHTE

·

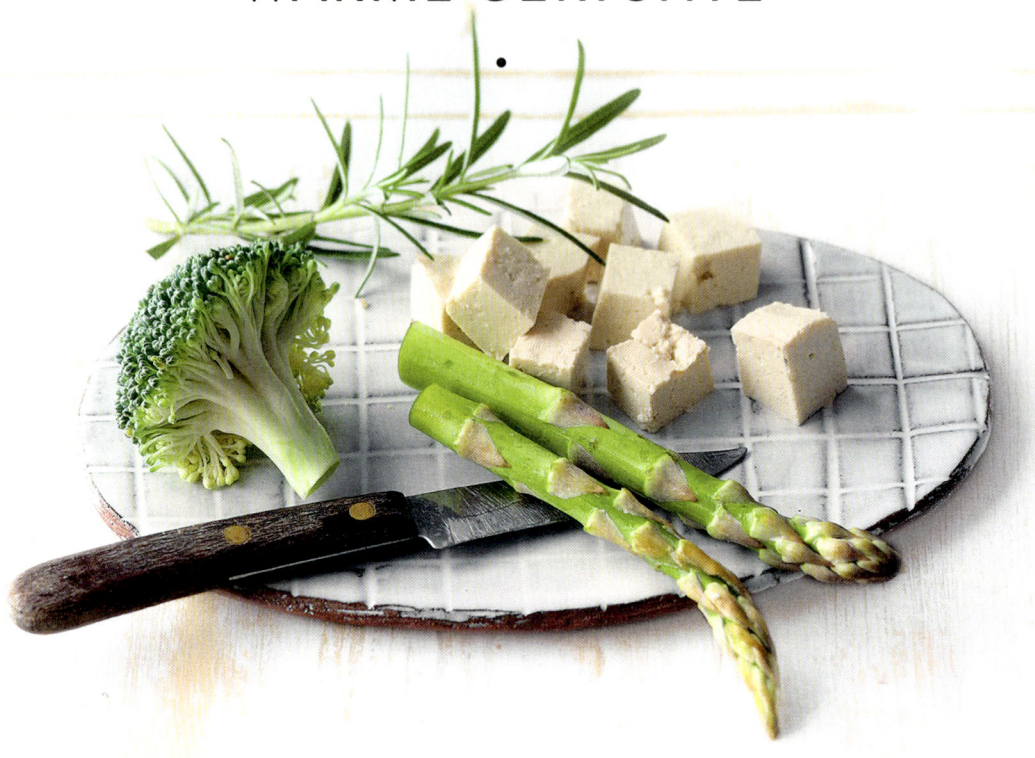

Essen Sie mittags gern warm? Oder kochen Sie lieber abends, um abzuschalten? Dann können Sie es auch während der Entschlackungskur dabei belassen. Bereiten Sie Ihr Essen weiterhin so zu, wie es gut in Ihren Tag passt und wie es Ihnen guttut. Essen soll schließlich Spaß machen und keine Pflichtveranstaltung sein.

Auf den folgenden Seiten finden Sie 14 ebenso kreative wie wohlschmeckende vegane Gerichte. Alle sind reich an basischen Mineralstoffen und die vielen frischen Kräuter darin sorgen geschmacklich für einen extra Pfiff. Wenn Sie wollen, können Sie also jeden Tag etwas anderes ausprobieren. Und wenn Ihnen irgendetwas besonders gut

schmeckt, können Sie es genauso gut am nächsten Tag einfach noch mal essen.

Und was die Kräuter angeht: Die meisten von ihnen, oder besser gesagt ihrer Inhaltsstoffe, sind relativ hitzeempfindlich. Eine Ausnahme machen »robuste« Arten wie Rosmarin, Thymian, Majoran oder Oregano, die »am Stück« mitgegart oder mitgedünstet werden können und dabei ihr Aroma langsam abgeben. Alle anderen geben Sie dagegen lieber immer erst am Schluss dazu, ganz frisch gehackt, zerrupft oder geschnitten. Denn wenn sie lang zerkleinert an der Luft liegen, verflüchtigen sich die ätherischen Öle und die Vitalstoffe ebenfalls schnell und lösen sich quasi in Luft auf.

MISO-SUPPE
MIT TOFU UND KRÄUTERN

•

Typisch japanisch und eine Wohltat für Körper und Seele: Die
asiatische Würzpaste, kombiniert mit Seetang, Ingwer und frischen
Kräutern, überzeugt als leichte und raffinierte Suppe auf die Schnelle.

FÜR 2 PERSONEN

1 Blatt Kombu (getrockneter Seetang; aus
dem Asialaden), 1 Stück Ingwer (ca. 1 cm),
2 Schalotten, 100 g Tofu natur, 1 Minigurke,
125 g Zucchini, 1 Frühlingszwiebel, 1 EL rote
Aka-Misopaste (aus dem Bio- oder Asialaden), ½ Bund gemischte Kräuter (z. B.
Schnittlauch, Koriandergrün, Petersilie)

ZUBEREITUNG: 25 Minuten
PRO PORTION: ca. 100 kcal
9 g EW, 5 g F, 8 g KH

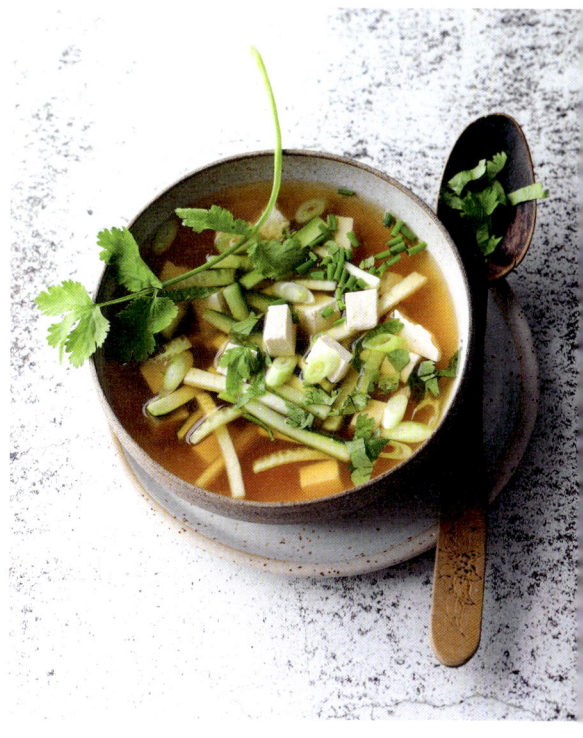

1. Kombu in Stücke schneiden. Ingwer
schälen und in dünne Scheiben schneiden.
Schalotten schälen und klein würfeln. Tofu
etwa 2 cm groß würfeln. Gurke und Zucchini
waschen und putzen oder schälen, dann in
rund 3 cm lange feine Stifte schneiden.
Frühlingszwiebel waschen, putzen und in
feine Ringe schneiden.

2. In einem Topf ½ Liter Wasser mit Seetang, Ingwer und Schalotten zum Kochen
bringen. Etwa 2 Minuten köcheln lassen,
dann die Flüssigkeit durch ein Sieb gießen.
Erneut aufkochen. Misopaste und 3 EL Wasser glatt rühren, in die kochende Suppe
rühren und 5 Minuten köcheln lassen. Tofu

und Gemüse hinzufügen und alles bei milder Hitze weitere 5 Minuten garen.

3. Inzwischen die Kräuter abbrausen, trocken schütteln und abzupfen. Schnittlauch
in Röllchen schneiden. Die Suppe anrichten
und mit Kräutern garniert servieren.

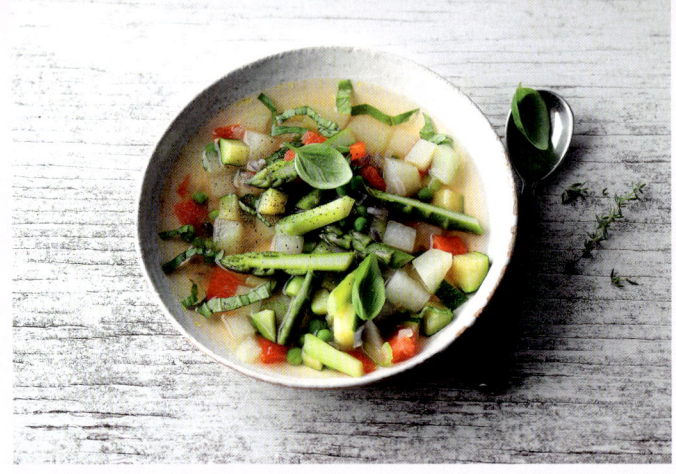

FIT-FOR-FUN-MINESTRONE

•

Ein bunter Topf voller Gesundheit und Basenpower: allerlei Grünzeug in Gemüsebrühe, dazu Petersilie, Thymian und Basilikum. Der italienische Suppenklassiker macht nicht nur Löffel-Fans satt und glücklich.

FÜR 2 PERSONEN

200 g grüner Spargel, 1 junger Kohlrabi (ca. 200 g), 200 g Zucchini, 1 Stange Staudensellerie, 1 kleine rote Zwiebel, 1 kleine Knoblauchzehe, 150 g Tomaten, 1 EL Olivenöl, 750 ml Gemüsebrühe, 3 Stiele Petersilie, 3 Stiele Thymian, 80 g TK-Erbsen, Salz, Pfeffer, ½ EL Zitronensaft, 3 Stiele Basilikum

ZUBEREITUNG: 35 Minuten
PRO PORTION: ca. 150 kcal
7 g EW, 6 g F, 12 g KH

1. Das Gemüse putzen, waschen oder schälen. Spargel schräg in 2–3 cm breite Stücke, Kohlrabi und Zucchini in etwa 1 cm große Würfel schneiden. Staudensellerie in dünne Scheiben teilen. Zwiebel klein würfeln, Knoblauch fein hacken. Tomaten überbrühen, abschrecken, häuten, die Stielansätze entfernen und das Fruchtfleisch in kleine Würfel schneiden.

2. Olivenöl in einem Topf erhitzen. Zwiebel, Spargel, Kohlrabi und Sellerie darin bei mittlerer Hitze 2–3 Minuten andünsten. Mit Gemüsebrühe ablöschen, dann langsam zum Kochen bringen. Petersilie und Thymian abbrausen, hinzufügen und das Ganze bei milder Hitze zugedeckt etwa 10 Minuten köcheln. Zucchini, Tomaten und Erbsen dazugeben und weitere 5 Minuten garen.

3. Die Minestrone mit Salz, Pfeffer und Zitronensaft abschmecken. Kräuterstiele entfernen. Basilikum abbrausen, trocken schütteln, die Blätter abzupfen, grob hacken und unterrühren. Sofort servieren.

FRÜHLINGSKRÄUTERSUPPE MIT GÄNSEBLÜMCHEN

•

Bärlauch, Brennnessel, Kerbel, Schafgarbe und Co. zaubern sattes
Grün und vollen Geschmack in die Suppe – und bringen als Detox-
Booster den Stoffwechsel auf ganz natürliche Art in Schwung.

FÜR 2 PERSONEN
200 g Petersilienwurzeln, 2 Schalotten,
1 ½ EL Rapsöl, 500 ml Gemüsebrühe, Salz,
Pfeffer, 80 g Garten- und Wildkräuter (z. B.
Bärlauch, Brennnessel, Brunnenkresse,
Kerbel, Petersilie, Schafgarbe), 100 g Sojacreme (Sahneersatz auf Sojabasis), frisch
geriebene Muskatnuss, einige Gänseblümchenblüten

ZUBEREITUNG: 35 Minuten
PRO PORTION: ca. 280 kcal
11 g EW, 20 g F, 12 g KH

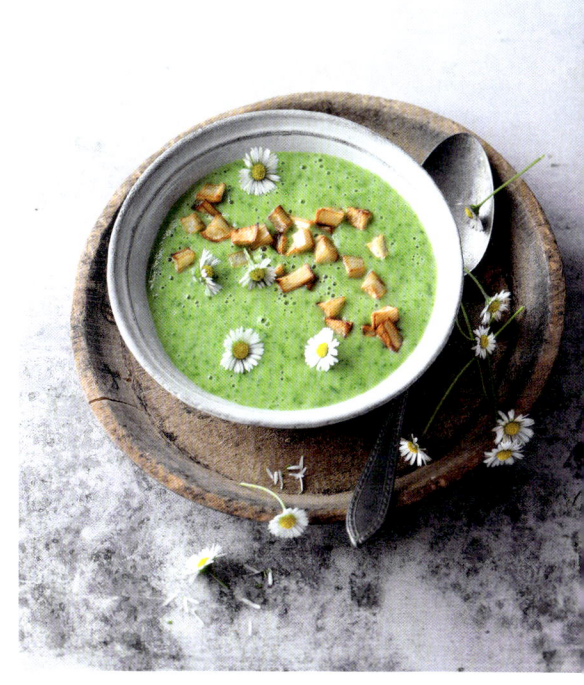

1. Petersilienwurzeln putzen, schälen und
in etwa 1 cm große Würfel schneiden, davon 50 g beiseitelegen. Schalotten schälen,
fein würfeln und in 1 EL Öl in einem Topf
glasig dünsten. Petersilienwurzeln zugeben
und 3–4 Minuten mitdünsten. Brühe angießen, leicht salzen und pfeffern, zugedeckt
bei milder Hitze rund 20 Minuten köcheln.

2. Inzwischen das übrige Öl in einer be-
schichteten Pfanne erhitzen. Restliche
Petersilienwurzelwürfel darin bei mittlerer
Hitze in etwa 5 Minuten goldbraun rösten.
Herausnehmen, auf Küchenpapier abtrop-
fen lassen und leicht salzen.

3. Kräuter abbrausen, trocken schütteln,
abzupfen und grob hacken. Sojacreme
in die Brühe gießen, vom Herd nehmen,
Kräuter zugeben. Alles mit dem Schneidstab fein mixen. Mit Salz, Pfeffer und Mus-
kat würzen. Petersilienwurzel-»Croûtons«
und Gänseblümchen aufstreuen.

GEDÄMPFTES FRÜHLINGS-GEMÜSE MIT KRÄUTERQUARK

•

Ein echter Frühjahrshit: Knackiges Gemüse der Saison macht
mit Estragon, Dill, Petersilie und Kerbel im Quark eine ziemlich
gute Figur und sorgt mit reichlich Vitalstoffen für volle Power.

FÜR 2 PERSONEN

250 g grüner Spargel, 1 junger Kohlrabi,
150 g Mairübchen, 100 g Zuckerschoten,
3 Frühlingszwiebeln, 2 Schalotten, 1 Knoblauchzehe, Salz, Pfeffer, je 3 Stiele Estragon, Dill, Petersilie und Kerbel, 250 g
Sojaalternative zu Quark, 2 TL Leinöl,
2 TL Zitronensaft

ZUBEREITUNG: 30 Minuten
PRO PORTION: ca. 220 kcal
14 g EW, 10 g F, 16 g KH

1. Das Gemüse vorbereiten: Spargel im unteren Drittel schälen, holzige Endstücke abschneiden. Kohlrabi und Mairübchen putzen, schälen und in ungefähr 1 cm breite
Spalten schneiden. Zuckerschoten gründlich abbrausen. Die Frühlingszwiebeln waschen, putzen und bis ins Grün schräg in
etwa 5 cm lange Stücke schneiden.

2. Das Gemüse in einen Dämpfeinsatz legen. Schalotten und Knoblauch schälen,
fein würfeln und dazwischenstreuen. Mit
Salz und Pfeffer würzen. In einem passenden Topf ½ Liter Salzwasser aufkochen.
Den Dämpfeinsatz so daraufsetzen, dass

er keinen Kontakt zum Wasser hat. Den Deckel auf den Topf setzen und das Gemüse
bei mittlerer Hitze 8–10 Minuten dämpfen.

3. Inzwischen für den Kräuterquark die
Kräuter abbrausen, trocken schütteln und
die Blätter abzupfen. Ein paar davon zum
Garnieren beiseitelegen, den Rest fein
hacken. Quark mit 4 EL Leitungswasser und
Leinöl cremig rühren und die gehackten
Kräuter unterheben. Mit Salz, Pfeffer und
Zitronensaft würzen.

4. Das gedämpfte Gemüse mit dem Kräuterquark anrichten und mit den übrigen
Kräutern bestreuen.

AROMA-TRICK

Wer ein ausgeprägtes Aroma mag,
schneidet die Kräuterstiele ab und
gibt sie mit 2 fein gewürfelten
Schalotten und 1 Bio-Zitrone in
Scheiben vor dem Dämpfen in
das Salzwasser. Das sorgt für eine
frische kräuterwürzige Note.

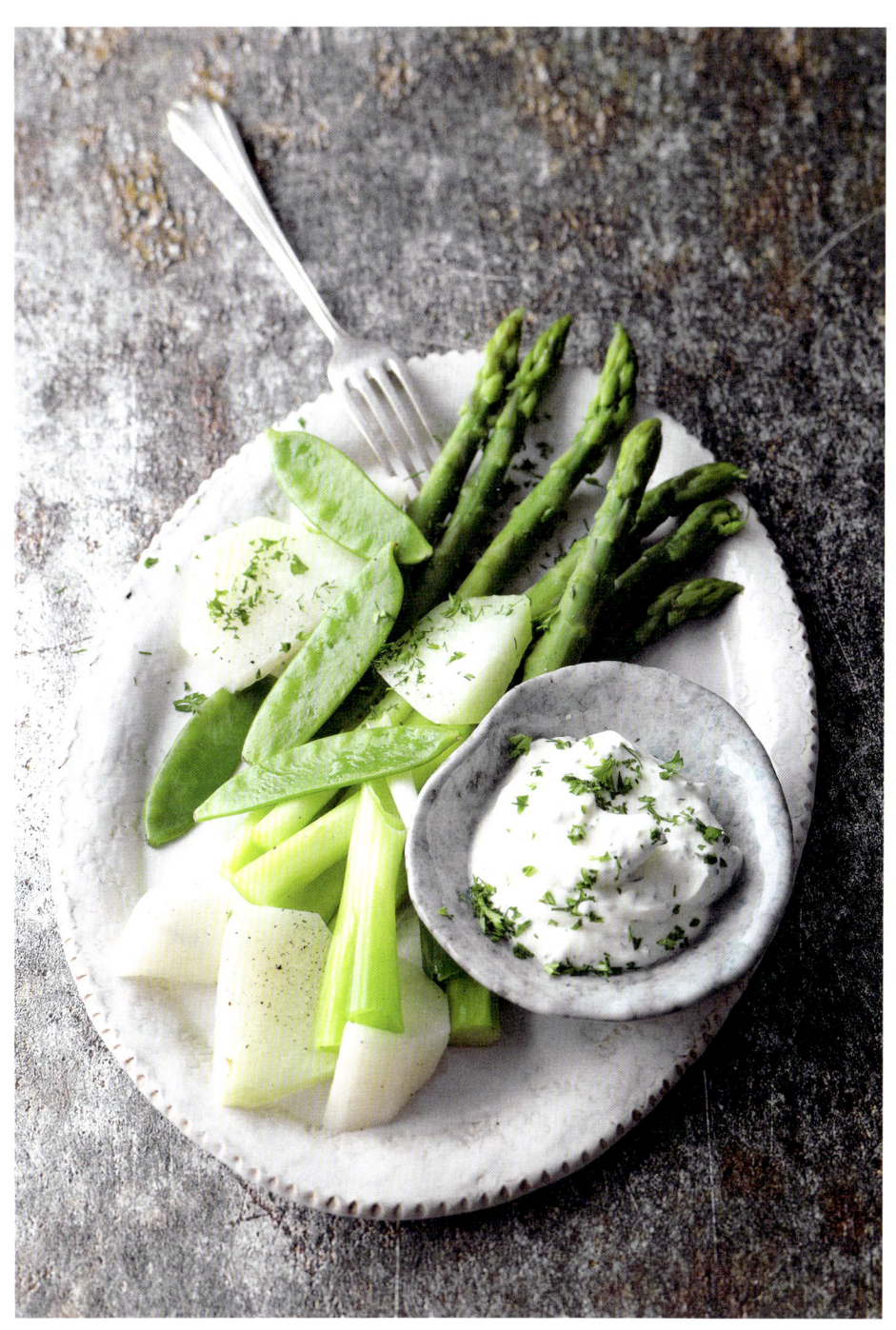

RATATOUILLE
MIT RÄUCHERTOFU

•

Tofu mit dezenter Rauchnote, dazu Gemüse satt mit Oregano,
Rosmarin und Basilikum – so begeistert der kräuterfrische
provenzalische Veggie-Eintopf auch Fleischesser.

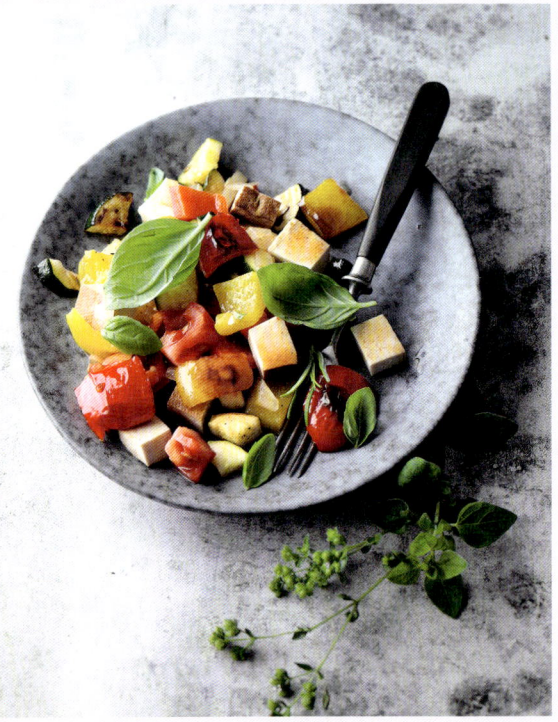

ZUBEREITUNG: 40 Minuten
PRO PORTION: ca. 280 kcal
16 g EW, 18 g F, 13 g KH

1. Die Paprikaschoten halbieren, putzen,
waschen. Zucchino waschen, putzen und
längs vierteln. Alles in etwa 2 cm große
Stücke schneiden. Zwiebel und Knoblauch
schälen und würfeln. Tomaten waschen,
Stielansatz entfernen und würfeln. Oregano
und Rosmarin abbrausen, trocken schütteln, abzupfen und fein hacken.

2. Das Olivenöl in einem Topf erhitzen und
die Paprika darin bei starker Hitze rund
1 Minute anbraten. Zucchino, Zwiebel und
Knoblauch dazugeben und etwa 2 Minuten
mitbraten. Alles mit Salz und Pfeffer würzen, dann noch 5 Minuten weiterbraten.
Tomaten, Oregano und Rosmarin dazugeben, aufkochen und zugedeckt bei milder
Hitze weitere 15 Minuten schmoren.

3. Den Räuchertofu trocken tupfen, in etwa
1 cm große Würfel schneiden, unter das Ra-
tatouille heben und kurz erhitzen. Mit Salz
und Pfeffer abschmecken. Basilikum abbrausen, trocken schütteln, Blätter abzupfen, obendrauf streuen und servieren.

FÜR 2 PERSONEN
Je 1 rote und gelbe Paprikaschote, 1 Zucchino (ca. 200 g), 1 Zwiebel, 1 Knoblauchzehe,
250 g Tomaten, 5 Stiele Oregano, 1 Stiel
Rosmarin, 2 EL Olivenöl, Salz, Pfeffer,
150 g Räuchertofu, 3 Stiele Basilikum

GEBACKENE AUBERGINE MIT MINZE-JOGHURT-DIP

•

Fruchtig herbe Granatapfelkerne und Minze verleihen der Aubergine Orientaroma. Der Minze-Joghurt-Dip bringt eine gute Portion Eiweiß und zugleich viel Frische. Das macht schön satt, aber auf leichte Art.

FÜR 2 PERSONEN
2 Auberginen (à ca. 250 g), Salz, 150 g Sojaghurt, 50 g Tahin (Sesampaste), 2 EL Zitronensaft, 1 TL gemahlener Kreuzkümmel, Pfeffer, ½ Granatapfel, 4 Stiele Petersilie, 4 Stiele Minze, 2 EL Olivenöl

ZUBEREITUNG: 25 Minuten
(plus 30 Minuten zum Ruhen)
PRO PORTION: ca. 375 kcal
11 g EW, 28 g F, 18 g KH

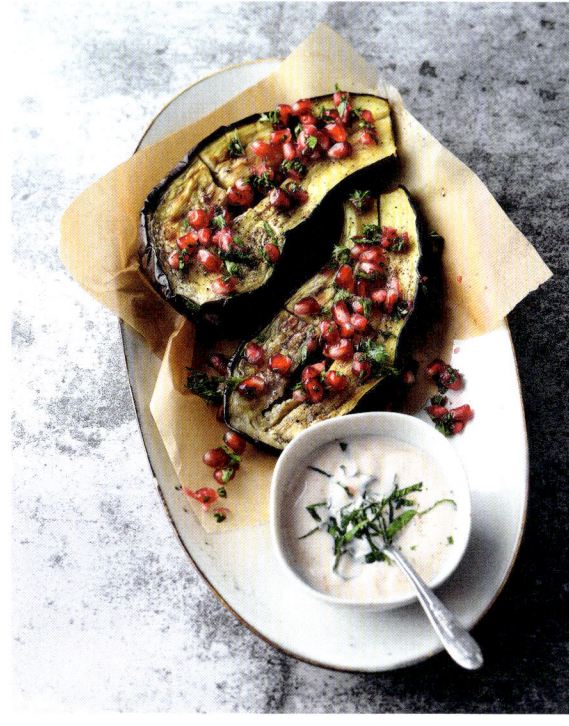

1. Die Auberginen waschen, vom Blütenansatz befreien, längs halbieren und die Schnittflächen über Kreuz etwa 1 cm tief einschneiden. Mit Salz bestreuen und ungefähr 30 Minuten ziehen lassen.

2. Inzwischen für den Dip Sojaghurt mit Tahin, 1 EL Zitronensaft, Kreuzkümmel, Salz und Pfeffer verrühren. Den Granatapfel andrücken und die Kerne auslösen. Petersilie und Minze abbrausen, trocken schütteln, die Blätter von den Stielen zupfen, grob hacken und mit dem übrigen Zitronensaft und den Granatapfelkernen mischen.

3. Backofengrill vorheizen. Auberginenhälften mit Küchenpapier trocken tupfen. Die Auberginen mit den Schnittflächen nach oben auf ein mit Backpapier ausgelegtes Backblech legen, pfeffern und mit Öl beträufeln. Im Ofen auf der mittleren Schiene etwa 10 Minuten grillen. Auf Tellern anrichten, mit Granatapfel-Kräuter-Mix bestreuen und mit Minze-Joghurt-Dip servieren.

BLUMENKOHL-KRÄUTER-»RISOTTO«

•

Es ist nicht alles Reis, was körnig glänzt: Die kohlenhydratarme
Alternative heißt Blumenkohl und ist mit Petersilie, Oregano
und Thymian ein Detox-Gericht par excellence.

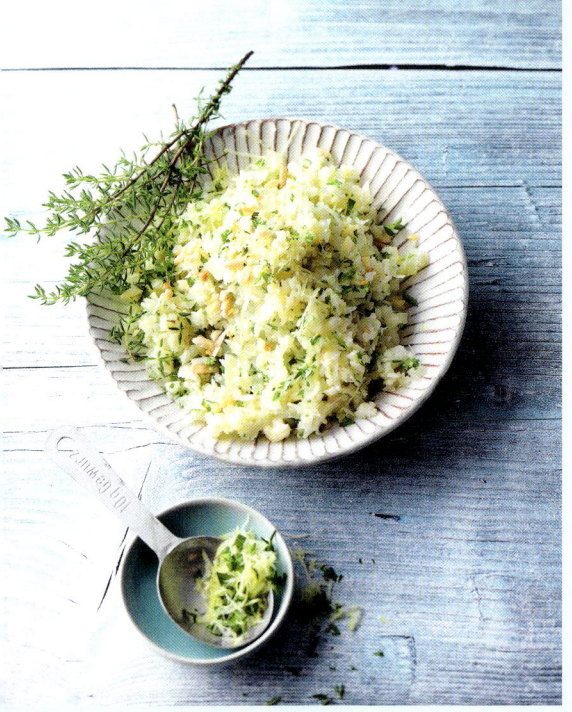

ZUBEREITUNG: 30 Minuten
PRO PORTION: ca. 230 kcal
8 g EW, 19 g F, 6 g KH

1. Den Blumenkohl putzen, waschen und in
Röschen teilen. Den dicken Stiel großzügig
schälen. Röschen und Stiel auf der groben
Seite der Rohkostreibe oder in mehreren
Portionen in einer Küchenmaschine auf
Reiskorngröße zerkleinern. Zwiebel und
Knoblauch schälen und fein würfeln. Peter-
silie, Thymian und Oregano waschen, gut
trocken tupfen, die Blätter von den Stielen
zupfen und hacken. Die Mandeln in einer
Pfanne ohne Fett goldbraun rösten, vom
Herd nehmen und abkühlen lassen.

2. Das Olivenöl in einer Pfanne erhitzen,
Zwiebel und Knoblauch darin bei mittlerer
Hitze glasig dünsten. Blumenkohl dazugeben und 2–3 Minuten unter Wenden anbraten. Mit Gemüsebrühe ablöschen und
bei mittlerer Hitze ohne Deckel bissfest
dünsten, bis die Brühe verdampft ist. Das
dauert etwa 6–8 Minuten.

3. Kräuter, Mandeln, Zitronensaft und
-schale untermischen. Mit Salz und Pfeffer
abschmecken und servieren.

FÜR 2 PERSONEN
500 g Blumenkohl, 1 Zwiebel, 1 Knoblauchzehe, 4 Stiele Petersilie, 3 Stiele Thymian,
2 Stiele Oregano, 30 g gehackte Mandeln,
2 EL Olivenöl, 100 ml Gemüsebrühe, Saft
und abgeriebene Schale von ½ Bio-Zitrone,
Salz, Pfeffer

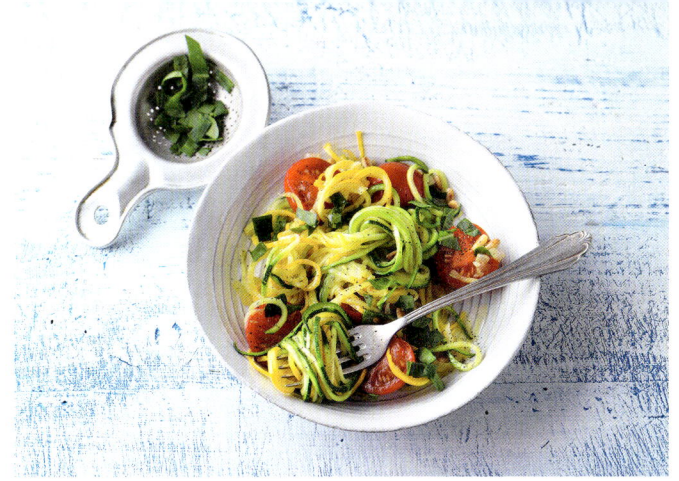

ZUCCHINIPASTA
MIT PORTULAK

•

Überraschung! Statt Nudeln gibt es Gemüsespaghetti. Portulak toppt das Low-Carb-Gericht mit reichlich Vitamin C und Folsäure und wirkt als natürlich entwässernder »Beschleuniger« beim Entschlacken.

FÜR 2 PERSONEN

Je 250 g gelbe und grüne Zucchini, 200 g Kirschtomaten, 1 Zwiebel, 1 Knoblauchzehe, 20 g Pinienkerne, 100 g Portulak (ersatzweise Babyspinat), 3 EL Olivenöl, Salz, Pfeffer, 2 TL Aceto balsamico

ZUBEREITUNG: 20 Minuten
PRO PORTION: ca. 280 kcal
7 g EW, 22 g F, 12 g KH

1. Zucchini waschen, putzen und mit dem Spiralschneider zu »Spaghetti« schneiden. Tomaten waschen, halbieren. Zwiebel und Knoblauch schälen und würfeln. Pinienkerne in einer Pfanne ohne Fett anrösten. Die Stielenden des Portulaks abknipsen. Blätter waschen, trocken schütteln und hacken.

2. Olivenöl in einer großen Pfanne erhitzen. Zwiebel und Knoblauch bei mittlerer Hitze darin glasig werden lassen. Die gelben und grünen Zucchinistreifen dazugeben und unter stetigem Wenden ungefähr 3 Minuten andünsten. Tomaten und geröstete Pinienkerne unterheben und alles mit Salz, Pfeffer und Aceto balsamico abschmecken. Auf zwei Teller verteilen, mit den Portulakblättern bestreuen und sofort servieren.

GUT ZU WISSEN

Nach der Blüte ist Schluss mit Genuss – dann schmecken die sonst so saftigen salzig-säuerlichen Portulakblätter unangenehm bitter.

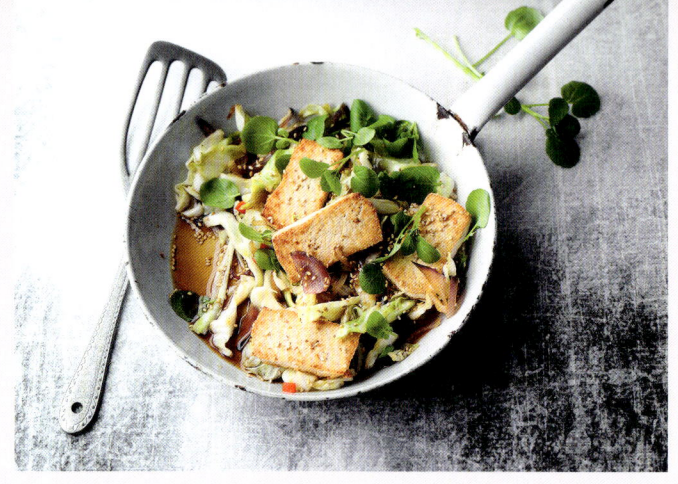

TOFU MIT BRUNNENKRESSE-SPITZKOHL

•

Fernköstliches Powerpaar: krosser Sojabohnenquark und gebratenes
Kohlgemüse mit der Schärfe von Chili und der belebenden Frische
von Brunnenkresse. Leichter und gesünder geht es kaum noch.

FÜR 2 PERSONEN

1 EL heller Sesam, 300 g Spitzkohl, 3 kleine
rote Zwiebeln, 1 rote Chilischote, 60 g Brunnenkresse, 200 g Tofu natur, 2 EL Rapsöl,
2 TL dunkles Sesamöl, 2 EL Tamari-Sojasauce, Salz, Pfeffer

ZUBEREITUNG: 25 Minuten
PRO PORTION: ca. 345 kcal
16 g EW, 26 g F, 10 g KH

1. Den Sesam in einer Pfanne ohne Fett
goldbraun rösten, vom Herd nehmen.

2. Spitzkohl waschen, putzen, vom Strunk
befreien und quer in knapp 1 cm breite
Streifen schneiden. Zwiebeln schälen und
in feine Spalten schneiden. Chilischote putzen, längs aufschneiden, entkernen und
quer in feine Streifen schneiden. Brunnenkresse waschen, trocken schleudern und
grobe Stiele entfernen. Tofu trocken tupfen
und in 1 cm breite Scheiben schneiden.

3. In einer großen beschichteten Pfanne
1 EL Rapsöl erhitzen. Tofu darin von beiden
Seiten bei starker bis mittlerer Hitze in rund
5 Minuten goldbraun braten. Herausnehmen und warm stellen. Restliches Rapsöl
mit Sesamöl erhitzen, Zwiebeln und Chili
darin unter Rühren bei mittlerer Hitze braten, bis die Zwiebeln glasig sind. Kohl dazugeben und 2–3 Minuten mitbraten. Mit
Sojasauce, Salz und Pfeffer würzen. Gemüse und Tofu auf Tellern anrichten und mit
Sesam und Brunnenkresse bestreuen.

GEMÜSEWOK MIT CASHEWS

·

Durch die Zugabe von frischem Ingwer, Baobabpulver und reichlich
Koriandergrün wird das bunte Asiagericht zum Aromawunder –
und landet als knackig-frischer Fitmacher auf dem Teller.

FÜR 2 PERSONEN
1 Stück Ingwer (ca. 10 g), 2 Schalotten,
1 Knoblauchzehe, 1 kleine rote Chilischote,
300 g Brokkoli, 1 rote Paprikaschote,
125 g Shiitakepilze, 1 EL Kokosöl,
150 ml Gemüsebrühe, 2 EL Tamari-Sojasauce, 100 g Cashewkerne, 1 TL Baobabpulver, Salz, Pfeffer, ½ Bund Koriandergrün

ZUBEREITUNG: 30 Minuten
PRO PORTION: ca. 440 kcal
17 g EW, 27 g F, 32 g KH

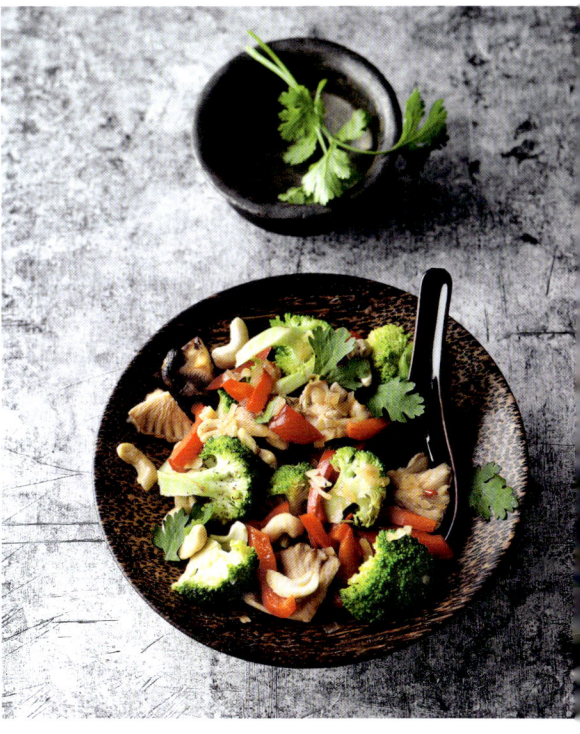

1. Ingwer, Schalotten und Knoblauch schälen und fein würfeln. Chilischote putzen,
längs halbieren, entkernen und quer in feine Streifen schneiden. Brokkoli putzen, waschen und in Röschen teilen, Stiele schälen
und klein würfeln. Paprika vierteln, putzen,
waschen und in etwa ½ cm breite Streifen
schneiden. Von den Pilzen die Stiele entfernen, die Hüte abreiben und je nach Größe
halbieren oder vierteln.

2. In einem Wok das Kokosöl erhitzen. Ingwer, Schalotten, Knoblauch und Chili darin 1–2 Minuten anbraten. Paprika, Brokkoli
und Shiitake dazugeben und bei starker
Hitze unter Rühren etwa 5 Minuten pfan-
nenrühren. Mit Brühe und Sojasauce ablöschen, Cashewkerne einrühren, aufkochen
und zugedeckt bei mittlerer Hitze weitere
5 Minuten kochen lassen. Mit Baobab, wenig Salz und Pfeffer würzen. Koriandergrün
abbrausen, trocken schütteln, Blätter abzupfen und vor dem Servieren aufstreuen.

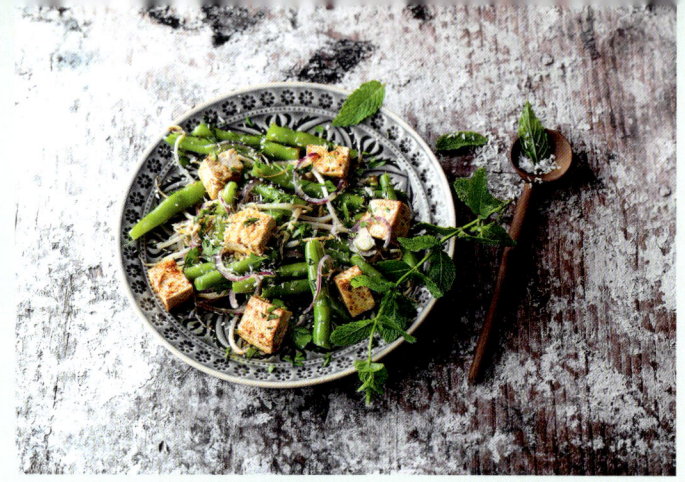

ORIENTALISCHE BOHNEN-SPROSSEN-PFANNE

•

Gut gegen Fernweh: Petersilie, Minze, Kreuzkümmel und Harissa verleihen knackigem Gemüse und zartem Tofu eine einmalig würzige Note. Hilft beim Entgiften und regt die Durchblutung an.

FÜR 2 PERSONEN

200 g Tofu natur, 1 ½ EL Olivenöl, 1 TL Harissa (aus der Tube), 250 g grüne Bohnen, Salz, 1 Stiel Bohnenkraut, 2 rote Zwiebeln, 1 Knoblauchzehe, ½ TL gemahlener Kreuzkümmel, 100 ml Gemüsebrühe, 100 g frische Mungobohnensprossen, Salz, Pfeffer, 4 Stiele Petersilie, 1 Stiel Minze, 1 EL Kokosraspel

ZUBEREITUNG: 30 Minuten
PRO PORTION: ca. 285 kcal
16 g EW, 19 g F, 11 g KH

1. Den Tofu trocken tupfen und in ungefähr 1,5 cm große Würfel schneiden. 1 EL Olivenöl mit Harissa verrühren, Tofu darin wenden und marinieren.

2. Bohnen waschen, putzen und halbieren. In kochendem Salzwasser mit dem Bohnenkraut 7–8 Minuten bissfest garen. Zwiebeln und Knoblauch schälen, halbieren und in feine Streifen schneiden.

3. Tofu samt Marinade in einer beschichteten Pfanne bei mittlerer Hitze rund 5 Minuten anbraten. Auf Küchenpapier abtropfen lassen. Übriges Öl erhitzen, Zwiebeln darin glasig dünsten, Bohnen und Knoblauch zugeben, mit Kreuzkümmel würzen. Brühe angießen, alles 4 Minuten dünsten. Sprossen abbrausen, abtropfen lassen. Mit dem Tofu unter die Bohnen heben, kurz mit erhitzen. Salzen und pfeffern. Kräuter abbrausen, trocken schütteln, abzupfen und hacken. Mit den Kokosraspeln aufstreuen.

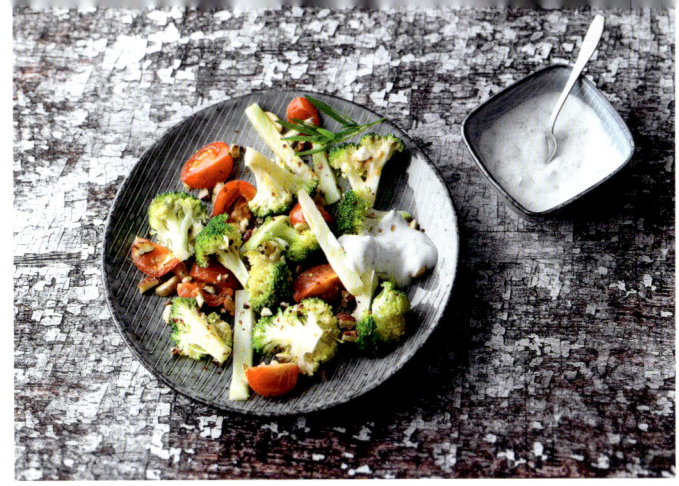

GEBRATENER BROKKOLI MIT ESTRAGONJOGHURT

•

Bereits der Anblick belebt: mit sattem Brokkoligrün, leuchtend roten Kirschtomaten und goldbraunen Nüssen. Estragon würzt alles herb-pikant und regt mit seinen Bitterstoffen die Verdauung an.

FÜR 2 PERSONEN
500 g Brokkoli, 1 Knoblauchzehe,
100 g Kirschtomaten, 25 g Macadamianüsse, 25 g Pekannusskerne, 2 EL Olivenöl,
1 TL Pulbiber (scharfe Paprikaflocken),
3 Stiele Estragon, 125 g Kokosnussmilch-Joghurt-Alternative, 1 EL Limettensaft, Salz,
Pfeffer

ZUBEREITUNG: 25 Minuten
PRO PORTION: ca. 440 kcal
10 g EW, 40 g F, 9 g KH

1. Den Brokkoli waschen, putzen und in Röschen teilen. Brokkolistiele schälen und in etwa 2 cm lange Stifte schneiden. Knoblauch schälen und fein würfeln. Tomaten waschen und halbieren.

2. Macadamia- und Pekannüsse in einer großen beschichteten Pfanne ohne Fett bei mittlerer Hitze goldbraun rösten, dann herausnehmen, abkühlen lassen und grob hacken. Das Öl in der Pfanne erhitzen, Brokkoli darin bei mittlerer Hitze rund 5 Minuten braten. Knoblauch und Pulbiber zugeben, kurz mitbraten. Tomaten zufügen und alles bei geschlossenem Deckel und milder Hitze etwa 4 Minuten dünsten.

3. Inzwischen den Estragon abbrausen, trocken schütteln, abzupfen. Mit Kokosnussmilch-Joghurt und Limettensaft fein pürieren, salzen und pfeffern. Macadamia- und Pekannüsse unter den Brokkoli mischen, wieder salzen und pfeffern. Den Estragonjoghurt dazu servieren.

ZUCCHINI MIT BASILIKUM-SEIDENTOFU-FÜLLUNG

•

Raffiniert: Im cremigen Inneren der Zucchini kitzelt eine frisch-würzige Füllung mit Basilikum den Gaumen, in der Tomatensauce sorgt währenddessen Oregano für gute Laune und regt den Kreislauf an.

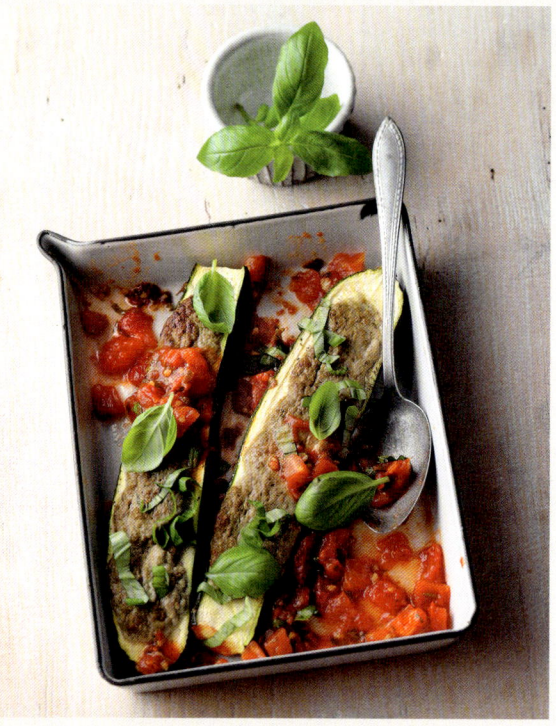

ZUBEREITUNG: 50 Minuten
PRO PORTION: ca. 290 kcal
14 g EW, 20 g F, 13 g KH

1. Die Zucchini waschen, putzen und längs halbieren. Fruchtfleisch mit einem Löffel herauslösen und beiseitestellen. Dann die Zucchinihälften salzen und pfeffern. Basilikum abbrausen, trocken schütteln und die Blätter abzupfen.

2. Zucchinifruchtfleisch mit Sonnenblumenkernen, Seidentofu und Basilikum in eine hohe Rührschüssel geben und mit dem Schneidstab glatt pürieren. Mit Salz, Pfeffer und Paprikapulver würzen.

3. Backofen auf 200 °C vorheizen. Tomaten überbrühen, abschrecken, häuten, Stielansätze entfernen. Tomaten würfeln. Oregano abbrausen, trocken schütteln, Blättchen abzupfen, fein hacken und untermischen. Mit Olivenöl und etwas Salz mischen, in eine Auflaufform geben. Zucchini mit der Seidentofumischung füllen und in die Sauce legen. Im heißen Ofen (Mitte) etwa 25 Minuten backen. Nach Belieben mit einigen Basilikumblättern bestreut servieren.

FÜR 2 PERSONEN
2 Zucchini (à 250 g), Salz, Pfeffer, 4 Stiele Basilikum, 50 g Sonnenblumenkerne, 150 g Seidentofu, ½ TL edelsüßes Paprikapulver, 300 g Tomaten, 3 Stiele Oregano, 1 EL Olivenöl

OFENGEMÜSE
MIT AVOCADOCREME

•

Hier gibt es Geschmack und Vitalstoffe satt: Buntes Gemüse, Pilze und
mediterrane Kräuter tummeln sich auf dem Blech im heißen Ofen,
während Sie entspannt den knoblauchwürzigen Avocadodip mixen.

FÜR 2 PERSONEN

1 rote Paprikaschote, 1 Fenchelknolle
(ca. 250 g), 150 g kleine Kräuterseitlinge,
1 kleiner Stiel Rosmarin, 4 Stiele Thymian,
3 EL Olivenöl, 3 EL Gemüsebrühe, 1 TL abgeriebene Bio-Zitronenschale, Salz, 1 reife
Avocado, 2 EL Limettensaft, 1 kleine Knoblauchzehe, Pfeffer, 100 g Babyspinat

ZUBEREITUNG: 45 Minuten
PRO PORTION: ca. 415 kcal
9 g EW, 37 g F, 9 g KH

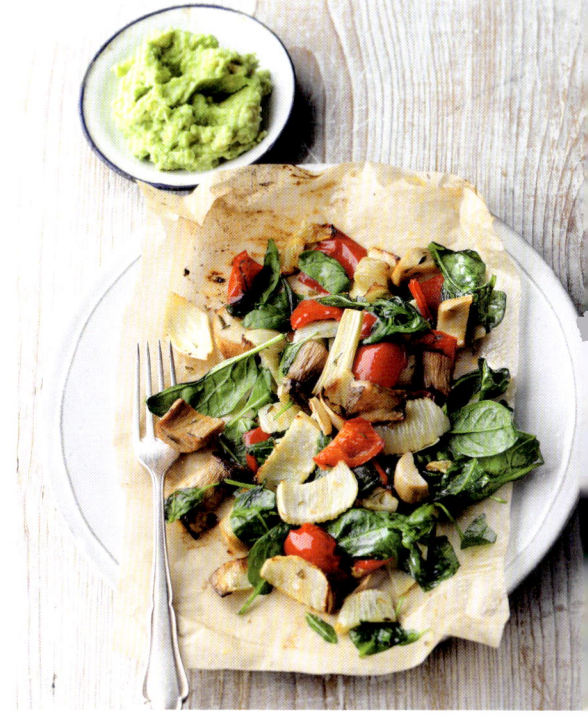

1. Backofen auf 200 °C vorheizen. Paprika
putzen, vierteln, entkernen und in 4–5 cm
große Stücke schneiden. Fenchel putzen,
vierteln, vom Strunk befreien und quer in
etwa 1 cm breite Streifen schneiden. Kräuterseitlinge putzen, längs halbieren und
in 2–3 cm lange Stücke schneiden. Rosmarin und Thymian abbrausen, die Blättchen
abzupfen und grob hacken.

2. Öl, Brühe, Zitronenschale und Salz in einer Schüssel mischen. Gemüse, Pilze und
Kräuter dazugeben und alles gut durchmi-
schen. Das Gemüse mit der Marinade auf
einem Backblech verteilen und im heißen
Ofen (unten) 25–30 Minuten backen.

3. Avocado halbieren, entsteinen, Fruchtfleisch auslösen, mit Limettensaft beträufeln und mit einer Gabel zerdrücken. Knoblauch schälen, dazupressen, salzen und
pfeffern. Spinat abbrausen, abtropfen lassen und unter das warme Ofengemüse
heben. Mit der Avocadocreme servieren.

KALTE GERICHTE

·

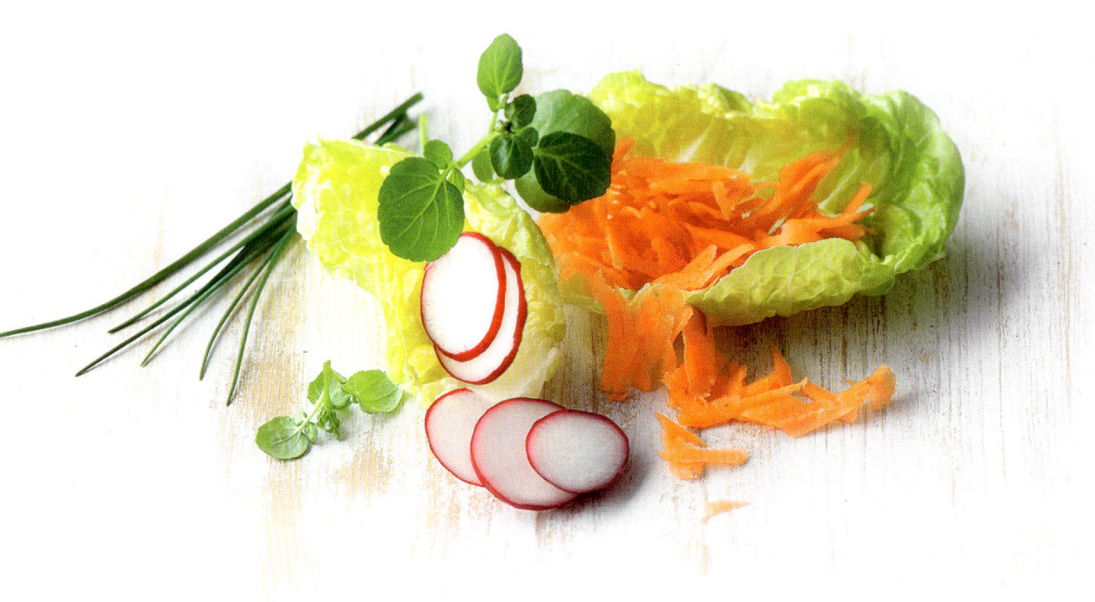

Sie haben keine Lust auf Kochen oder wollen Ihr Essen ganz unkompliziert mit ins Büro nehmen? Dann finden Sie hier genau die richtigen Rezeptideen. Denn Salate, kalte Suppen und mariniertes Gemüse lassen sich meist prima vorbereiten und können dann in Frischhalteboxen und Twist-off-Gläsern nicht nur im Kühlschrank »übernachten«, sondern auch prima »auf Reisen gehen«. Damit alles schön frisch und knackig bleibt, würde ich Dips und Dressings dazu in extra Schraubgläser füllen, vor allem bei zarten Blatt- und Kräutersalaten. Und kalte Suppen wie die Gazpacho auf Seite 72 fülle ich am nächsten Tag in eine Thermoskanne

um. So sind sie auch mittags noch schön kalt. Genau so, wie ich es mag.

Wenn Sie das Gefühl haben, Rohkost am Abend weniger gut zu vertragen, empfehle ich Ihnen, das Gemüse zu dünsten oder eine Suppe zu löffeln. Wählen Sie dann als Abendessen einfach eines der warmen Gerichte ab Seite 55 – egal ob Sie bereits mittags warm gegessen haben oder nicht. Genauso gut kann die Küche auch den ganzen Tag kalt bleiben, das tut sie zum Beispiel im Sommer bei mir auch regelmäßig (dafür löffele ich mich im Winter manchmal tagelang durch die Suppenküche, weil es mir für Salat einfach zu kalt ist).

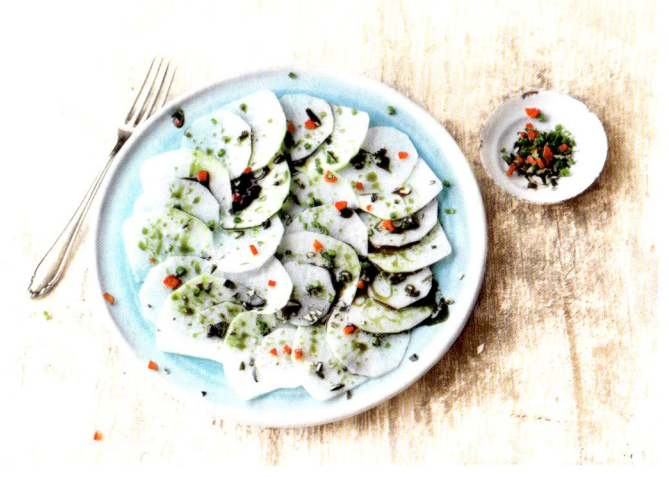

ROHKOST-CARPACCIO MIT SCHNITTLAUCH

•

Schnittlauch bringt mit viel Kalium den Blutdruck und den Säure-Basen-Haushalt in die Balance – und schenkt ganz nebenbei den hauchdünnen Gemüsescheiben ein herrlich mildes Zwiebelaroma.

FÜR 2 PERSONEN
1 EL Kürbiskerne, 1 Kohlrabi (ca. 200 g),
1 Mairübchen (ca. 200 g), 2 EL Apfelessig,
1 EL Zitronensaft, Salz, Pfeffer, 1 EL Kürbiskernöl, 1 EL Rapskernöl, ½ rote Chilischote,
½ Bund Schnittlauch

ZUBEREITUNG: 30 Minuten
PRO PORTION: ca. 170 kcal
4 g EW, 14 g F, 7 g KH

1. Die Kürbiskerne in einer Pfanne ohne Fett bei mittlerer Hitze rösten, bis sie zu knistern beginnen. Vom Herd nehmen und abkühlen lassen.

2. Kohlrabi und Mairübchen putzen, schälen und auf der Rohkostreibe in sehr dünne Scheiben hobeln oder mit dem Messer schneiden. Gemüsescheiben abwechselnd auf zwei großen Tellern ausbreiten. Apfelessig, Zitronensaft, Salz, Pfeffer, Kürbiskern- und Rapsöl verquirlen und über das Gemüse träufeln.

3. Chilischote aufschneiden, entkernen, abspülen und winzig klein würfeln. Kürbiskerne grob hacken. Schnittlauch abbrausen, trocken schütteln und in feine Röllchen schneiden. Das Kohlrabi-Mairübchen-Carpaccio mit allen drei bestreuen.

GRÜNE BRUNNENKRESSE-GAZPACHO

•

Die ideale Suppe für eine Frühjahrskur: Gurke, Paprika und Avocado pushen das Immunsystem. Die scharfe, leicht bittere Kresse wirkt belebend und regt die Bildung von Magensaft und Galle an.

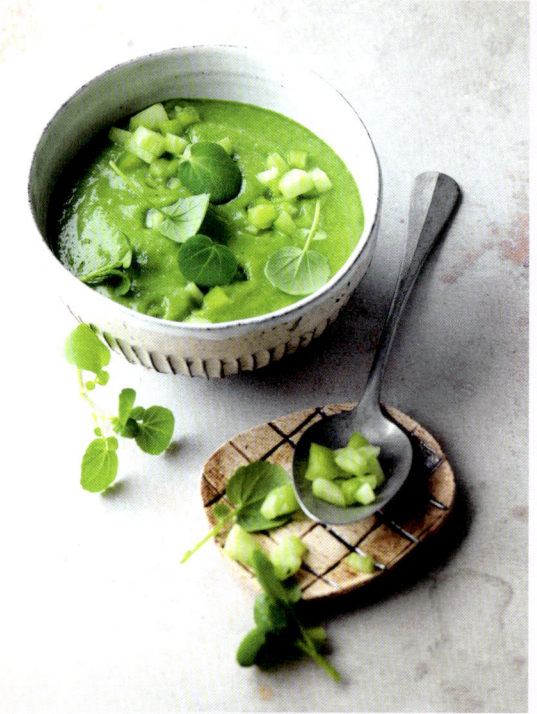

ZUBEREITUNG: 20 Minuten
PRO PORTION: ca. 215 kcal
3 g EW, 19 g F, 5 g KH

1. Gurke schälen, längs halbieren, entkernen und klein würfeln. Spitzpaprika längs halbieren, putzen, entkernen, abspülen und ebenfalls in kleine Würfel schneiden. Avocado entsteinen, Fruchtfleisch aus der Schale lösen. Peperoni längs aufschneiden, entkernen, abspülen und dritteln. Knoblauchzehe schälen und hacken. Brunnenkresse abbrausen, trocken schütteln, grobe Stiele entfernen.

2. Von den Gurken- und Paprikawürfeln jeweils 30 g, von der Brunnenkresse eine Handvoll abnehmen und beiseitelegen. Übriges Gemüse und restliche Brunnenkresse mit Avocado, Peperoni und Knoblauch in den Standmixer geben. Brühe, Salz, Pfeffer, Essig, Zitronensaft und Olivenöl hinzufügen und alles erst auf kleiner, dann auf höchster Stufe cremig-fein pürieren. Mit Salz und Pfeffer abschmecken.

3. Die Suppe in tiefen Tellern oder Schalen anrichten. Mit den übrigen Gemüsewürfelchen und der Brunnenkresse bestreuen.

FÜR 2 PERSONEN
½ Salatgurke (ca. 200 g), 1 grüne Spitzpaprika (ca. 100 g), ½ reife Avocado, 1 grüne Peperoni, 1 Knoblauchzehe, 100 g Brunnenkresse, 200 ml kalte Gemüsebrühe, Salz, Pfeffer, 1 EL Weißweinessig, 1 EL Zitronensaft, 1 EL Olivenöl

RADIESCHEN-KRÄUTER-KALTSCHALE

•

Mit diesem frischen Süppchen gibt es nur Gutes auf die Löffel:
Basilikum, Petersilie, Minze und Schnittlauch stecken voller
sekundärer Pflanzenstoffe, ätherischer Öle und Vitamine.

FÜR 2 PERSONEN
1 Bund Radieschen (ca. 200 g), 250 ml Soja-
oder Haferdrink, 150 g Sojaghurt, 1 TL Moringablattpulver, 2 TL Leinöl, Salz, Pfeffer,
½ Bund gemischte Kräuter (z. B. Basilikum,
Petersilie, Minze, Schnittlauch)

ZUBEREITUNG: 20 Minuten
PRO PORTION: ca. 150 kcal
9 g EW, 10 g F, 5 g KH

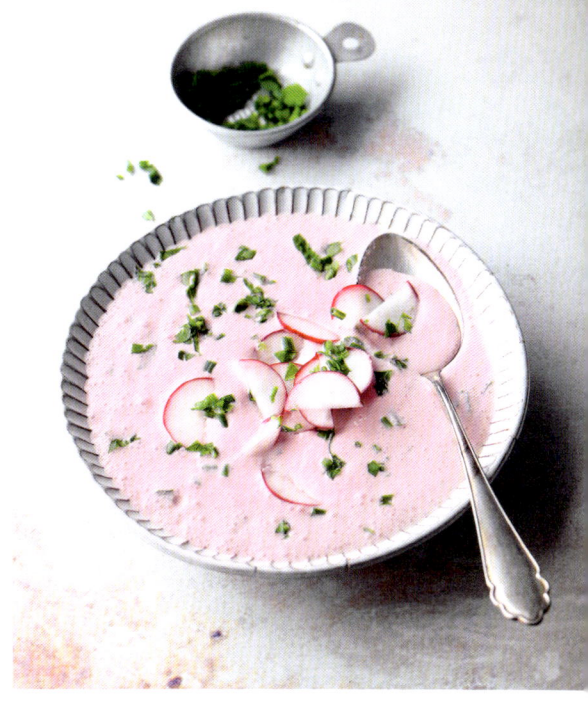

1. Die Radieschen waschen und putzen.
⅓ beiseitelegen, den Rest in Würfelchen
schneiden oder grob raspeln.

2. Die klein geschnittenen beziehungsweise geraspelten Radieschen mit Soja-
oder Haferdrink, Sojaghurt, Moringa und
Leinöl in den Mixer geben. Mit Salz und
Pfeffer würzen. Alles erst auf kleiner, dann
auf höchster Stufe fein pürieren. Ist die
Suppe zu dickflüssig, weitere 2–3 EL Wasser untermixen. Nochmals mit Salz und
Pfeffer abschmecken.

3. Kräuter abbrausen und trocken schütteln, Die Blätter abzupfen und fein hacken.
Die Hälfte davon unter die Suppe rühren.

Die verbliebenen Radieschen in dünne
Scheiben schneiden. Die Radieschensuppe
in zwei tiefen Tellern anrichten. Mit den Ra-
dieschenscheiben sowie den verbliebenen
fein gehackten Kräutern bestreuen und
sofort servieren.

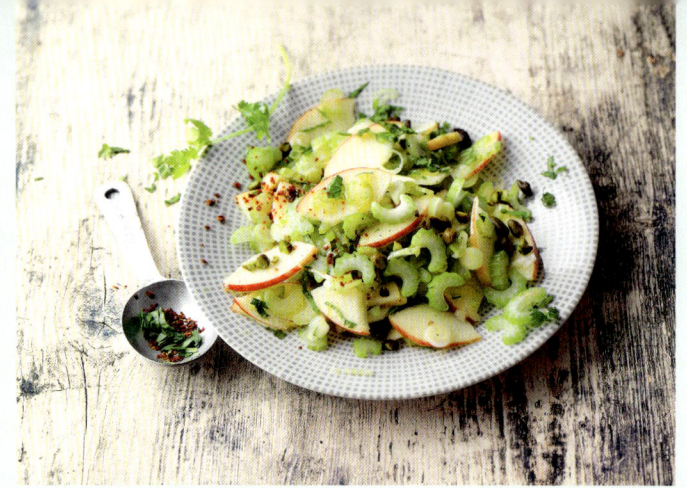

SELLERIE-APFEL-SALAT MIT KRÄUTERN

•

Mit besten Grüßen aus der Detox-Küche: Roh marinierter
Staudensellerie mit Frühlingszwiebeln, Kräutern und Pistazien
ist als leichte Mahlzeit ein echter Hochgenuss. Und so schön grün!

FÜR 2 PERSONEN
200 g Staudensellerie, 150 g Frühlingszwiebeln, 1 säuerlicher Apfel (z. B. Boskop),
2 EL Zitronensaft, 2 EL Orangensaft, Salz,
Pfeffer, 2 EL Walnussöl, 4 Stiele Petersilie,
4 Stiele Koriandergrün, 20 g Pistazienkerne,
Chiliflocken

ZUBEREITUNG: 20 Minuten
(plus 15 Minuten zum Marinieren)
PRO PORTION: ca. 205 kcal
5 g EW, 16 g F, 11 g KH

1. Den Staudensellerie waschen, putzen
und quer in dünne Scheiben schneiden.
Das Grün beiseitelegen. Die Frühlingszwiebeln waschen, putzen und das Weiße

und Hellgrüne in feine Ringe schneiden.
Den Apfel waschen, abtrocknen, vierteln,
entkernen und quer in dünne Scheiben
schneiden.

2. Für das Dressing Zitronen- und Orangensaft, Salz, Pfeffer und Walnussöl verrühren.
Mit dem klein geschnittenen Gemüse und
Apfel vermischen und alles ungefähr 15 Minuten ziehen lassen.

3. Petersilie und Koriandergrün abbrausen,
gründich trocken schütteln und die Blätter
abzupfen. Mit dem Selleriegrün in feine
Streifen schneiden. Kräuter und Pistazien
unter die Rohkost heben und zum Schluss
alles mit Chiliflocken bestreuen.

GRÜNER PAPAYASALAT MIT ERDNÜSSEN

•

Der erfrischende vietnamesische Papayasalat peppt mit Chili,
Brunnenkresse und Minze so richtig auf – da kommt garantiert
Fernost-Feeling auf. Unbedingt probieren!

FÜR 2 PERSONEN
1 unreife grüne Papaya (ca. 400 g; aus dem
Asialaden), Salz, 40 g ungesalzene Erdnusskerne, 1 rote Chilischote, 1 kleine
Knoblauchzehe, 1 Limette, 1 EL Tamari-
Sojasauce, 100 g Kirschtomaten, 50 g Brunnenkresse, 3 Stiele Minze

ZUBEREITUNG: 25 Minuten
(plus 30 Minuten zum Marinieren)
PRO PORTION: ca. 200 kcal
7 g EW, 10 g F, 7 g KH

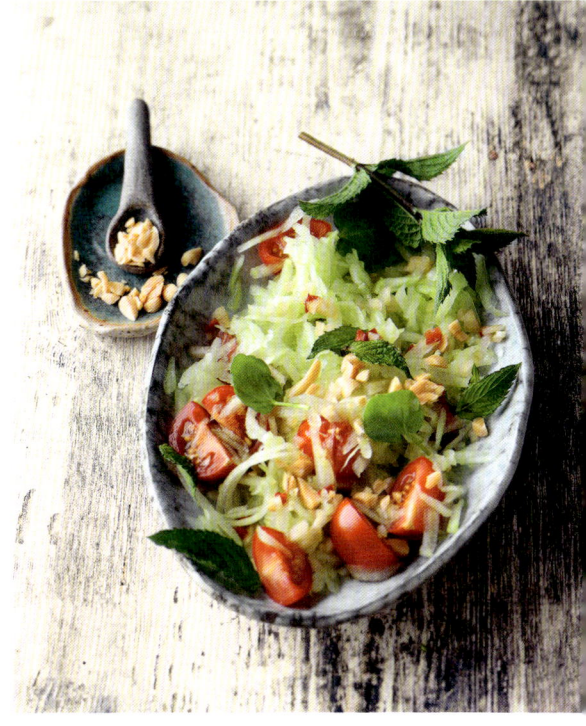

1. Papaya längs halbieren, die Kerne mit
einem Löffel entfernen, dann die Hälften
schälen und das Fruchtfleisch auf der Rohkostreibe in feine Streifen hobeln oder grob
raspeln. Mit etwas Salz vermischen und
etwa 15 Minuten ziehen lassen.

2. Erdnüsse in einer Pfanne ohne Fett goldbraun rösten. Vom Herd nehmen, salzen
und abkühlen lassen, dann hacken. Chili
längs aufschneiden, entkernen, waschen
und fein würfeln. Knoblauch schälen und
hacken. Saft der Limette auspressen, mit
Sojasauce, Chili und Knoblauch mischen.
Papaya und die Hälfte der Erdnüsse darin
wenden, etwa 30 Minuten ziehen lassen.

3. Tomaten waschen und halbieren. Brunnenkresse und Minze abbrausen und trocken schütteln. Von der Kresse grobe Stiele
entfernen, Minzeblätter abzupfen. Tomaten,
Kresse und Kräuter vorsichtig unter die Papaya mischen, mit Salz abschmecken und
die restlichen Erdnüsse aufstreuen.

KRÄUTERROHKOST IM GLAS

•

Dieser Salat ist ein Topbegleiter fürs Büro und lässt sich prima vorbereiten: Knackiges Gemüse und grüne Blätter tun sich mit cremigem Tofudressing und Kernen zusammen. Das macht Lust auf eine Pause!

FÜR 2 GLÄSER (À 600 ML)
30 g Kerne-Mix (z. B. Kürbis-, Sonnenblumen-, Pinienkerne), 200 g Seidentofu, 2 TL Dijonsenf, 2 EL Zitronensaft, Salz, Pfeffer, 1 EL Rapskernöl, 2 TL Walnussöl, 100 g Radieschen, 100 g Zucchini, 2 orange Snack-Paprika, 2 Frühlingszwiebeln, ½ Bund gemischte Kräuter (z. B. Dill, Kerbel, Petersilie, Schnittlauch), 50 g Brunnenkresse, 50 g Rucola, 20 g Sprossen (z. B. Alfalfa, Radieschen)

ZUBEREITUNG: 25 Minuten
PRO PORTION: ca. 280 kcal
13 g EW, 21 g F, 8 g KH

1. Die Kerne in einer Pfanne ohne Fett bei mittlerer Hitze leicht anrösten. Vom Herd nehmen und abkühlen lassen. Seidentofu mit Senf, Zitronensaft, Salz, Pfeffer und beiden Ölsorten zu einem Dressing verrühren.

2. Das Gemüse waschen und putzen. Radieschen in feine Scheiben schneiden. Zucchini grob raspeln. Snack-Paprika quer in dünne Streifen, Frühlingszwiebeln bis ins Hellgrüne in feine Ringe schneiden. Die Kräuter abbrausen und trocken schütteln, Blätter abzupfen und fein schneiden. Brunnenkresse und Rucola waschen, trocken schütteln und grobe Stiele entfernen.

3. Das Tofudressing auf die Gläser verteilen und die Kräuter daraufgeben. Dann nacheinander Paprika, Zucchini, Frühlingszwiebeln und Radieschen einschichten. Brunnenkresse und Rucola in die Gläser füllen und mit Sprossen und Kernen bestreuen. Die Gläser verschließen und bis zum Servieren kalt stellen (gern auch über Nacht). Vor dem Essen den Salat auf Teller stürzen und gut mischen.

VARIANTE

Je nach Saison und Angebot können Sie auch Gurken, Kohlrabi, Spitzkohl, Staudensellerie, Champignons oder Apfel (geraspelt oder klein geschnitten) ins Glas schichten. Bei den Kräutern bieten sich alternativ Basilikum, Portulak, Löwenzahn und Sauerampfer an, für einen asiatischen Bürosalat Koriandergrün und Minze. Wer mag, kann den Seidentofu im Dressing durch Sojaghurt ersetzen.

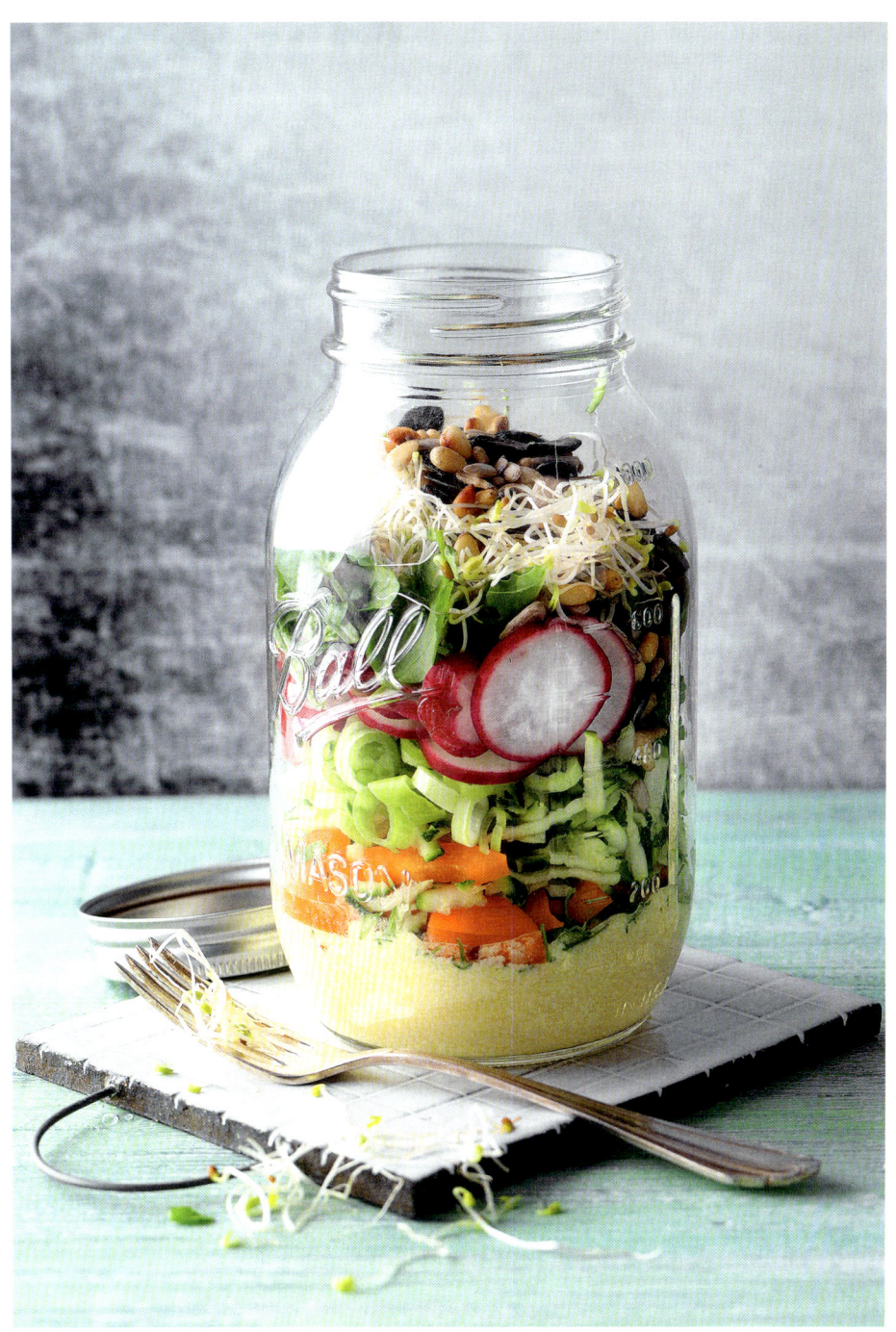

CHAMPIGNON-PORTULAK-SALAT

•

Blätter in Bestform: Fein-säuerlicher Portulak hält mit viel Vitamin C die Abwehrkräfte in Schwung und steckt voller Kalium und Magnesium. Radicchio wirkt verdauungsfördernd und blutreinigend.

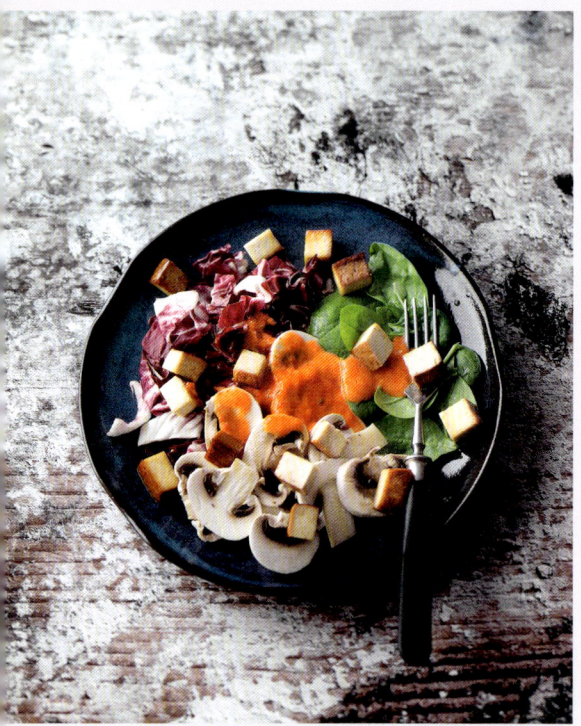

ZUBEREITUNG: 30 Minuten
PRO PORTION: ca. 205 kcal
12 g EW, 15 g F, 5 g KH

1. Die Paprika halbieren, putzen, entkernen und auf dem Rost unter dem vorgeheizten Backofengrill 8–10 Minuten rösten, bis die Haut schwarz wird. Paprika herausnehmen, zugedeckt etwa 10 Minuten abkühlen lassen, dann die Haut abziehen. Paprika klein schneiden und mit Essig, 3 EL Wasser und 1 EL Öl in einem Rührgefäß fein pürieren. Die Sauce mit Salz und Pfeffer würzen.

2. Radicchio waschen, putzen, vierteln, vom Strunk befreien und in etwa 1 cm breite Streifen schneiden. Portulak abbrausen, trocken schütteln und verlesen. Pilze abreiben, putzen und in dünne Scheiben schneiden. Radicchio, Portulak und Pilze auf zwei Tellern anrichten und sofort mit Zitronensaft beträufeln.

3. Den Räuchertofu in etwa 1 cm große Würfel schneiden und im restlichen Öl in einer Pfanne in 3–4 Minuten goldbraun anbraten. Salat mit dem Paprikadressing beträufeln und mit dem Tofu bestreuen.

FÜR 2 PERSONEN
1 rote Paprikaschote, 1 EL Weißweinessig, 2 EL Olivenöl, Salz, Pfeffer, 1 kleiner Radicchio (ca. 150 g), 50 g Portulak (ersatzweise Babyspinat), 150 g weiße Champignons, 2 EL Zitronensaft, 100 g Räuchertofu

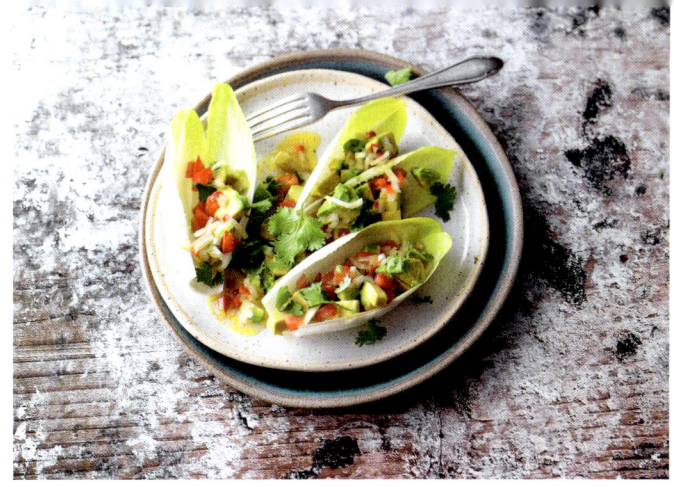

CHICORÉESCHIFFCHEN
MIT AVOCADOSALSA

•

Keine Frage, so gehen Sie auf Entschlackungskurs: Wertvolle Bitterstoffe im Chicorée unterstützen die Leber beim Entgiften. Koriander
fördert die Verdauung und wirkt entzündungshemmend.

FÜR 2 PERSONEN
1 Bio-Limette, Salz, Pfeffer, 2 EL Olivenöl,
2 Schalotten, 1 rote Chilischote, 2 Tomaten,
1 reife Avocado, ½ Bund Koriandergrün,
1 Chicorée

ZUBEREITUNG: 20 Minuten
PRO PORTION: ca. 385 kcal
4 g EW, 37 g F, 6 g KH

1. Für die Vinaigrette die Limette heiß waschen, abtrocknen, dann ½ TL Schale fein
abreiben und 4 EL Saft auspressen. Limettensaft und -schale mit Salz, Pfeffer und
Olivenöl verrühren.

2. Die Schalotten schälen und in feine Würfel schneiden. Chilischote halbieren, ent-

kernen, putzen und ebenfalls sehr klein
würfeln. Die Tomaten waschen, Stielansatz
entfernen, halbieren, entkernen und würfeln. Avocado halbieren und entkernen, das
Fruchtfleisch im Ganzen aus der Schale heben und in etwa 1 cm große Würfel schneiden. Schalotten, Chili, Tomaten und Avocado vorsichtig unter die Limettenvinaigrette
mischen. Koriandergrün abbrausen, trocken schütteln, die Blätter abzupfen, grob
hacken und ebenfalls unterheben.

3. Chicorée waschen, trocken tupfen, halbieren und den Strunk keilförmig herausschneiden. Die einzelnen Blätter abtrennen
und jedes Blatt mit Avocado-Salsa füllen.
Sofort servieren oder mit Folie abgedeckt
in einer Brotzeitbox mit ins Büro nehmen.

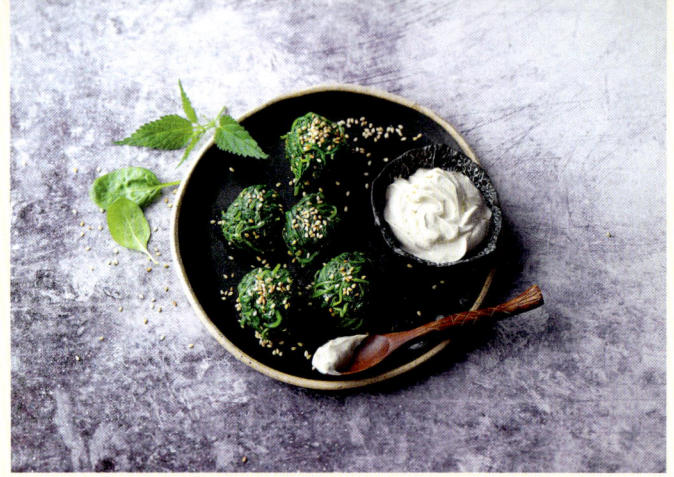

BRENNNESSELBÄLLCHEN MIT MORINGA-JOGHURT-DIP

·

Von wegen Unkraut! Die jungen wilden Blätter sind wahres
Superfood und dank ihrer entschlackenden Wirkung ein probates
Mittel, um Schlacken und Toxine ruck, zuck auszuscheiden.

FÜR 2 PERSONEN
200 g junge Brennnesseln, 100 g Babyspinat, Salz, 1 EL heller Sesam, 1 TL Shiro-
Misopaste (aus dem Bioladen), 1 TL dunkles Sesamöl, Pfeffer, 150 g Sojaghurt, 1 TL
Moringablattpulver, 1 EL Tamari-Sojasauce

ZUBEREITUNG: 30 Minuten
PRO PORTION: ca. 180 kcal
15 g EW, 9 g F, 7 g KH

1. Die Brennnesseln waschen, abtropfen
lassen und die Blätter von den Stielen zupfen (dabei Gummihandschuhe tragen!).
Spinat waschen, abtropfen und verlesen.
In einem großen Topf Wasser und Salz zum
Kochen bringen. Brennnesseln und Spinat
darin etwa 30 Sekunden blanchieren.

Zusammen in ein Sieb abgießen, kalt
abschrecken und gründlich abtropfen
lassen. Die Blätter anschließend noch einmal gut mit den Händen ausdrücken und in
eine Schüssel geben.

2. Den Sesam in einer Pfanne ohne Fett bei
mittlerer Hitze goldbraun rösten, bis er zu
hüpfen beginnt. Vom Herd nehmen und
abkühlen lassen. Sesam, Misopaste und
Sesamöl zur Brennnessel-Spinat-Mischung
geben und alles mit Salz und Pfeffer würzen. Anschließend aus der Masse 8 kleine
Bällchen formen.

3. Sojaghurt mit Moringablattpulver und
Sojasauce verrühren. Als Dip zu den Brenn-
nessel-Spinat-Bällchen servieren.

GEMÜSETELLER MIT BASILIKUM-KOKOS-PESTO

•

Die Supermischung mit Basilikum, Petersilie und Kokosraspeln
gibt der Gemüsekomposition einen Aromakick und sorgt für Frische.
Am besten gleich ein großes Glas auf Vorrat zubereiten.

FÜR 2 PERSONEN

1 ½ EL Kokosraspel, 2 TL Pinienkerne,
20 g Basilikum, 3 Stiele Petersilie, 3 EL Olivenöl, Salz, Pfeffer, 1 Petersilienwurzel
(ca. 150 g), 1 Minigurke (ca. 150 g), 2 kleine
Tomaten (ca. 100 g), 2 EL Limettensaft

ZUBEREITUNG: 20 Minuten
PRO PORTION: ca. 290 kcal
4 g EW, 26 g F, 9 g KH

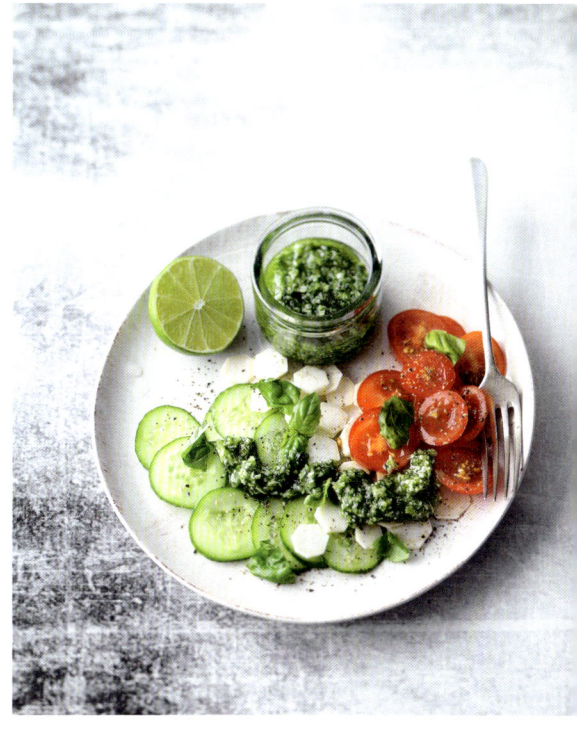

1. Kokosraspel und Pinienkerne zusammen
in einer trockenen Pfanne ohne Fett rösten,
bis sie zu duften beginnen. Vom Herd nehmen und abkühlen lassen.

2. Basilikum und Petersilie abbrausen, trocken schütteln und die Blättchen abzupfen.
Etwas Basilikum zum Garnieren abnehmen.
Restliche Kräuter mit Kokosraspeln, Pinienkernen, Olivenöl sowie 2–4 EL Wasser im
Blitzhacker oder mit dem Schneidstab cremig pürieren. Salzen, pfeffern.

3. Petersilienwurzel putzen und schälen,
Gurke waschen. Tomaten waschen und
den Stielansatz entfernen. Alles in dünne
Scheiben schneiden.

4. Petersilienwurzel-, Gurken- und Tomaten-
scheiben auf zwei Tellern auslegen. Sofort
mit Limettensaft beträufeln und nach Belieben mit Salz und Pfeffer würzen. Das Basili-
kum-Kokos-Pesto aufklecksen und mit dem
übrigen Basilikum garniert servieren.

MARINIERTER GRÜNER SPARGEL MIT BÄRLAUCH

•

Detox mit Köpfchen: Spargel wirkt mit viel Kalium und Asparagin
anregend auf die Nieren und hilft dem Körper beim Entgiften.
Bärlauch stärkt die Abwehrkräfte und schützt vor freien Radikalen.

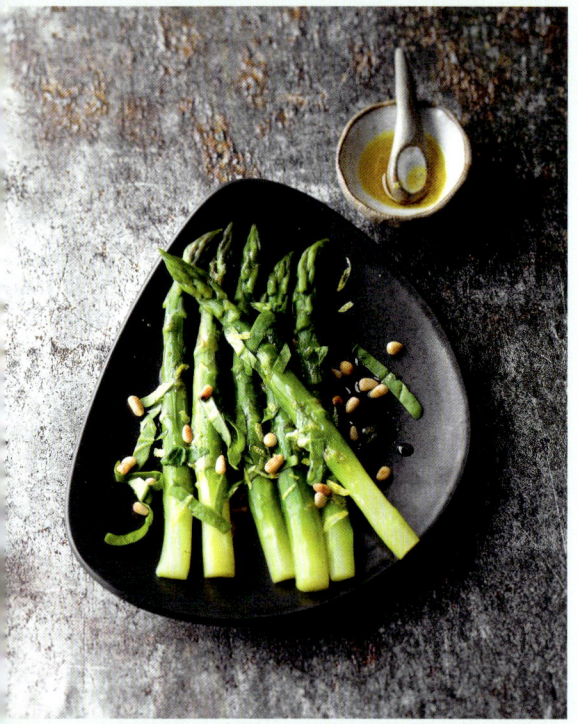

FÜR 2 PERSONEN

1 EL Pinienkerne, 400 g grüner Spargel,
Salz, ½ Bio-Zitrone, Pfeffer, 2 EL Olivenöl,
30 g Bärlauch

ZUBEREITUNG: 25 Minuten
PRO PORTION: ca. 170 kcal
4 g EW, 15 g F, 5 g KH

1. Pinienkerne in einer Pfanne ohne Fett
goldbraun rösten. Spargel waschen, im unteren Drittel schälen und die holzigen Enden abschneiden. Die Stangen in kochendem Salzwasser 6–8 Minuten garen, dann
abgießen, dabei 3 EL Spargelwasser auffangen. Eiskalt abschrecken und gut abtropfen
lassen, dann in eine flache Schüssel legen.

2. Zitrone heiß waschen, abtrocknen, die
Schale fein abreiben und den Saft auspres-
sen. Zitronensaft und -schale, das aufge-
fangene Spargelwasser, Salz, Pfeffer und
Olivenöl verrühren. Die Marinade über den
Spargel träufeln.

3. Bärlauch abbrausen, trocken schütteln,
grobe Stiele entfernen und die Blätter in
feine Streifen schneiden. Mit den Pinienkernen über den Spargel streuen.

FRÜHLINGSGEMÜSESALAT MIT INGWER-DRESSING

•

Gesundheitsbewusste Genießer, aufgepasst! Mit knackig-frischem
Gemüse tanken Sie viele Vitalstoffe und neue Energie. Sauerampfer,
Ingwer und Koriandergrün regen die Verdauung und Nieren an.

FÜR 2 PERSONEN
1 junger Kohlrabi (ca. 250 g), 100 g Zuckerschoten, 60 g Erbsen (frisch gepalt oder
TK), Salz, 100 g Radieschen, 50 g Sauerampfer, 4 Stiele Petersilie, ½ Bund Koriandergrün, 20 g Ingwer, 2 EL Apfelessig,
Pfeffer, 2 EL Olivenöl, 100 g Seidentofu

ZUBEREITUNG: 30 Minuten
PRO PORTION: ca. 185 kcal
8 g EW, 12 g F, 11 g KH

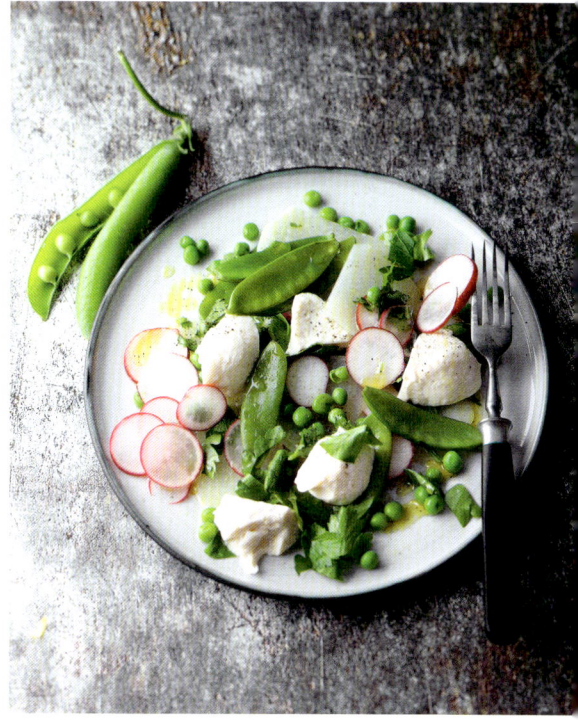

1. Kohlrabi putzen, schälen, vierteln und in
dünne Scheiben schneiden. Die zarten
Blätter beiseitelegen. Zuckerschoten putzen und waschen. Kohlrabi, Zuckerschoten
und Erbsen in kochendem Salzwaser etwa
2 Minuten bissfest garen. Abgießen, dabei
3 EL Gemüsekochwasser auffangen, abschrecken und abtropfen lassen.

2. Radieschen putzen, waschen und in
dünne Scheiben schneiden. Sauerampfer
abbrausen, abtropfen lassen, verlesen und
mundgerecht zerzupfen. Petersilie und
Kohlrabiblätter abbrausen, trocken schütteln und grob hacken. Alle vorbereiteten
Gemüse, Sauerampfer, Petersilie und Kohlrabigrün auf Teller verteilen.

3. Koriander abbrausen, trocken schütteln,
abzupfen und hacken. Ingwer schälen und
fein reiben. Essig, 3 EL Gemüsekochwasser,
Salz, Pfeffer und Öl verrühren. Koriander
und Ingwer zugeben. Dressing über den Salat träufeln. Mit einem Teelöffel Seidentofu-
nocken abstechen, auf den Salat setzen.

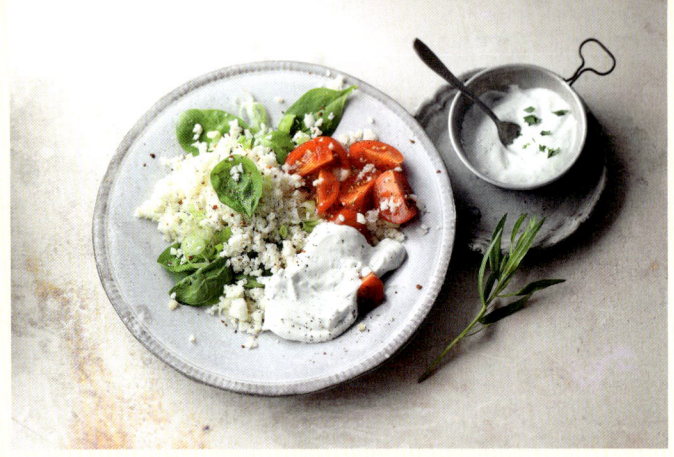

BLUMENKOHL-TABOULÉ MIT ESTRAGONJOGHURT

•

Klein geraspelt und kurz gebraten ist der weiße Kohl ein köstlicher, kohlenhydratarmer Ersatz für Couscous und ebenso wie der entschlackende Estragon beim Detoxen eine gute Wahl.

FÜR 2 PERSONEN
300 g Blumenkohl, 1 EL Olivenöl, 40 g gehackte Mandeln, Salz, Pfeffer, ½ TL gemahlener Kreuzkümmel, 1 EL Zitronensaft, 2 Frühlingszwiebeln, 100 g Kirschtomaten, 50 g Babyspinat, ½ TL Pulbiber (scharfe Paprikaflocken), 2 Stiele Estragon, 150 g Sojaghurt mit Mandelgeschmack (ungesüßt)

ZUBEREITUNG: 25 Minuten
PRO PORTION: ca. 245 kcal
12 g EW, 18 g F, 7 g KH

1. Blumenkohl abbrausen und in Röschen teilen. Die Röschen portionsweise im Blitzhacker oder auf der großen Seite der Gemüsereibe reiskorngroß zerkleinern. Das Öl in einer Pfanne erhitzen, Blumenkohl und gehackte Mandeln darin unter Rühren etwa 5 Minuten bei mittlerer Hitze braten. Mit Salz, Pfeffer, Kreuzkümmel und Zitronensaft würzen und in eine Schüssel umfüllen.

2. Frühlingszwiebeln waschen, putzen und in feine Scheiben schneiden. Kirschtomaten abbrausen und halbieren. Spinat waschen, putzen und trocken schütteln. Alles drei mit Pulbiber zum Blumenkohl geben, vorsichtig unterheben und ungefähr 5 Minuten durchziehen lassen.

3. Inzwischen den Estragon abbrausen, trocken schütteln, Blättchen abzupfen und mit dem Joghurt pürieren. Über das Blumenkohl-Taboulé gießen, gut untermischen und mit Salz und Pfeffer abschmecken.

MARINIERTES OFENGEMÜSE MIT SALSA VERDE

·

Typisch italienisch: Die grüne Sauce mit Basilikum, Petersilie und Koriandergrün bringt eine frisch-würzige Komponente ins bunte Gemüse – und zieht dann noch durch. Eine wahre Aromatherapie!

FÜR 2 PERSONEN

1 rote Paprikaschote, 200 g Romanesco, 1 mittelgroße Fenchelknolle, 1 TL gemahlener Koriander, 1 TL Kurkuma, 4 EL Olivenöl, Salz, Pfeffer, 1 EL Kapern, ½ grüne Chilischote, 1 Knoblauchzehe, 1 Bund Basilikum, 4 Stiele Petersilie, 4 Stiele Koriandergrün, 2 EL Zitronensaft

ZUBEREITUNG: 55 Minuten (plus 2 Stunden zum Marinieren)
PRO PORTION: ca. 240 kcal
4 g EW, 21 g F, 8 g KH

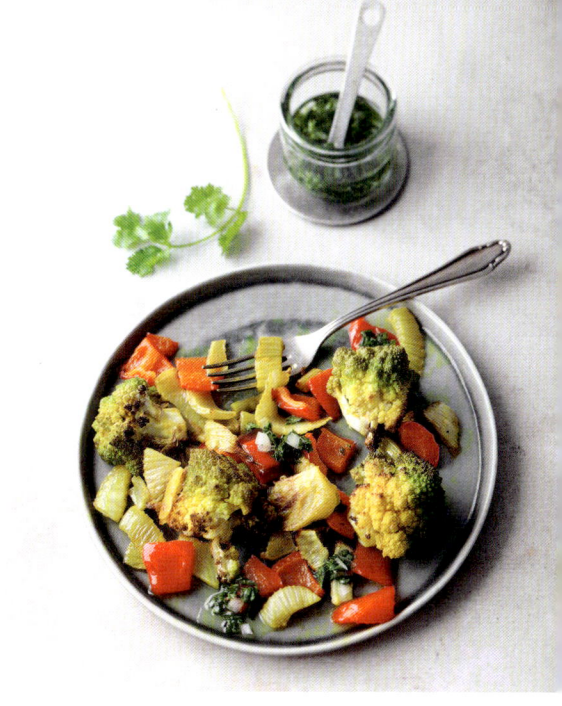

1. Backofen auf 200 °C vorheizen. Ein Backblech mit Backpapier auslegen. Paprikaschote, Romanesco und Fenchel waschen, putzen und in 2 cm große Würfel schneiden beziehungsweise Röschen teilen.

2. In einer Schüssel gemahlenen Koriander, Kurkuma, 1 EL Öl, Salz und Pfeffer mischen. Gemüse untermischen, auf dem Blech verteilen und im Ofen (Mitte) 25–30 Minuten goldbraun backen, zwischendurch wenden.

3. Für die Salsa Kapern hacken. Chili längs aufschneiden, entkernen und waschen, Knoblauch schälen. Beides fein würfeln.

Mit den fein gehackten Kräutern, Zitronensaft sowie dem restlichen Olivenöl verrühren, salzen und pfeffern.

4. Gebackenes Gemüse 5 Minuten ruhen lassen. Salsa untermischen und mindestens 2 Stunden durchziehen lassen.

LEICHTE SNACKS

·

Wenn sich zwischendurch doch einmal der kleine Hunger meldet, hilft einer dieser Snacks. Kokos-Chia-Pudding und Frozen Joghurt eignen sich auch gut als Dessert.

KOHLRABI-STICKS MIT AVOCADOCREME

FÜR 2 PERSONEN
2 kleine Kohlrabi (ca. 500 g), Meersalz,
1 reife Avocado, 2 EL Limettensaft, Pfeffer,
1 dünne Frühlingszwiebel, ½ Beet Kresse

ZUBEREITUNG: 15 Minuten
PRO PORTION: ca. 295 kcal
6 g EW, 27 g F, 7 g KH

1. Kohlrabi putzen, schälen, das zarte Grün waschen und beiseitelegen. Kohlrabi erst in etwa 1 cm dicke Scheiben, diese dann in ebenso breite Stäbchen schneiden. Salzen.

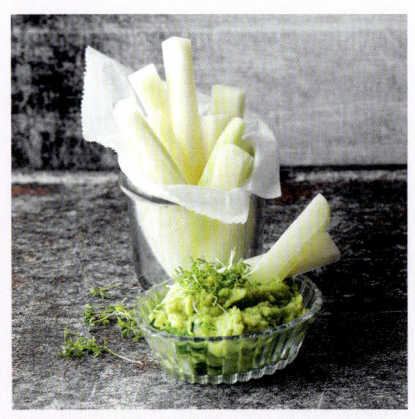

2. Avocado halbieren, Stein herauslösen, Fruchtfleisch aus der Schale heben und mit einer Gabel zu Püree zerdrücken. Mit Limettensaft, Salz und Pfeffer verrühren. Frühlingszwiebel waschen, putzen und in feine Ringe schneiden. Kresse abbrausen, trocken schütteln und abschneiden, ⅔ davon mit dem Kohlrabigrün hacken und mit der Frühlingszwiebel unter die Avocadocreme mischen. Kohlrabi mit Avocadocreme anrichten, restliche Kresse aufstreuen.

GRÜNKOHLCHIPS

FÜR 4 PORTIONEN (CA. 100 G)
250 g Grünkohl, 1 Stiel Rosmarin , 2 EL Olivenöl, 1 EL weißer Aceto balsamico, 1 TL rosenscharfes Paprikapulver, Salz, Pfeffer

ZUBEREITUNG: 15 Minuten
(plus 50–60 Minuten zum Marinieren und Backen)
PRO PORTION: ca. 98 kcal
1 g EW, 10 g F, 2 g KH

1. Grünkohl waschen, die Blätter vom Strunk schneiden, trockenschleudern und in mundgerechte Stücke zupfen.

2. Rosmarin abbrausen, trocken schütteln, die Blättchen abzupfen und fein hacken. In einer Schüssel mit Olivenöl, Aceto balsamico, Paprikapulver, Salz und Pfeffer verrühren. Grünkohl darin wenden und etwa 20 Minuten ziehen lassen.

3. Backofen auf 130 °C vorheizen. Ein Backblech mit Backpapier auslegen. Grünkohlblättchen nebeneinander auf dem Blech verteilen und im Ofen (Mitte) 30 bis 40 Minuten backen, dabei öfters die Ofentür öffnen, damit der Dampf entweichen kann, und aufpassen, dass die Chips nicht zu dunkel werden. Sie sind fertig, wenn sie leicht gebräunt sind.

4. Blech aus dem Ofen nehmen, die Chips darauf vollständig auskühlen lassen und in eine kleine Dose füllen.

KOKOS-CHIA-PUDDING MIT HEIDELBEEREN

FÜR 2 PERSONEN

50 g Heidelbeeren (frisch oder TK), 160 ml ungesüßte Kokosmilch (aus der Dose), 1 TL Baobabpulver, 1 Msp. gemahlene Bourbon-Vanille, 40 g Chiasamen

ZUBEREITUNG: 10 Minuten
(plus 10 Minuten zum Quellen)
PRO PORTION: ca. 260 kcal
7 g EW, 22 g F, 5 g KH

1. Heidelbeeren verlesen und kurz abbrausen, tiefgekühlte Beeren auftauen lassen. Einige Beeren zum Garnieren beiseitelegen, den Rest mit Kokosmilch, Baobabpulver und Vanille pürieren. Chiasamen unterrühren und etwa 10 Minuten quellen lassen.

2. Chia-Pudding noch mal durchrühren, in Schälchen oder Twist-off-Gläser füllen und mit den übrigen Beeren bestreuen. Gleich servieren oder über Nacht kühl stellen.

FROZEN JOGHURT

FÜR CA. 350 ML (6 PORTIONEN)

150 g TK-Himbeeren, ½ Bio-Limette, 125 g Kokosnussmilch-Joghurt-Alternative, 75 g Kokosmilch (aus der Dose), 1 Stiel Minze

ZUBEREITUNG: 15 Minuten (plus 3 ½ Stunden zum Auftauen und Gefrieren)
PRO PORTION: ca. 65 kcal
1 g EW, 5 g F, 2 g KH

1. Die Himbeeren etwa 30 Minuten auftauen lassen. Die Limette heiß waschen, abtrocknen, dann die Schale fein abreiben und den Saft auspressen.

2. Himbeeren mit Limettensaft und -schale und Joghurt-Alternative fein pürieren. Kokosmilch kurz untermixen.

3. Die Masse in eine gefrierfeste Form füllen und mindestens 3 Stunden gefrieren, dabei alle 30 Minuten kräftig rühren. Vor dem Servieren mit Minze garnieren.

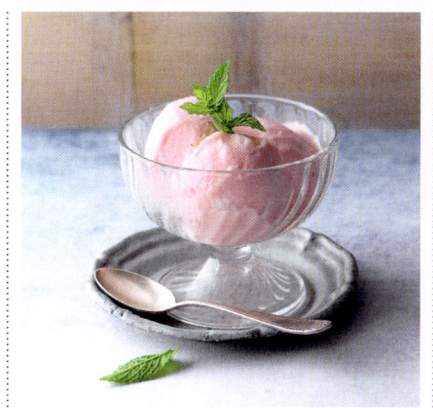

ERFRISCHUNGSGETRÄNKE

•

Keine Lust auf Wasser pur? Aber trinken ist wichtig! Damit es auch Spaß macht, spülen Sie Ihre Nieren zwischendurch einfach mit einem dieser Getränke durch.

BASILIKUM-GURKEN-WASSER

FÜR 2 PERSONEN

½ Bio-Zitrone, 100 g Salatgurke, 2 Stiele Basilikum, 500 ml Mineralwasser (ohne Kohlensäure), 6 Eiswürfel

ZUBEREITUNG: 10 Minuten
(plus 15 Minuten zum Durchziehen)
PRO PORTION: ca. 0 kcal
0 g EW, 0 g F, 0 g KH

1. Zitrone und Gurke heiß waschen, abtrocknen und getrennt in dünne Scheiben schneiden. Basilikum kurz abbrausen, mit den Zitronenscheiben in eine Karaffe geben

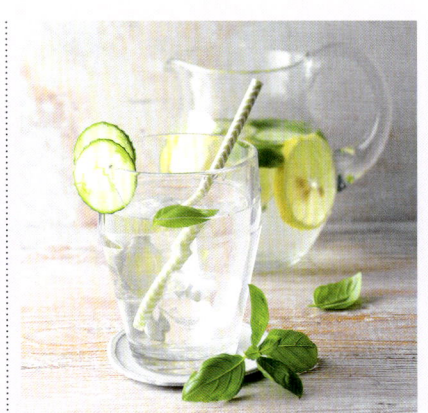

und mit einem Stößel leicht anstoßen. Gurkenscheiben zugeben und mit Mineralwasser aufgießen. 15 Minuten ziehen lassen.

2. Die Eiswürfel auf zwei große Gläser verteilen und das Gurkenwasser durch ein kleines Sieb darauf abgießen. Die Gläser nach Belieben mit je einer eingeschnittenen Gurkenscheibe und einem Basilikumblatt garnieren.

APFEL-MORINGA-EISTEE MIT MINZE

FÜR 2 PERSONEN

1 Handvoll Minze, 2 TL Moringatee, 1 Bio-Limette, 175 ml ungesüßter Apfelsaft,
6 Eiswürfel

ZUBEREITUNG: 20 Minuten
(plus 2 Stunden Kühlzeit – nach Belieben)
PRO PORTION: ca. 65 kcal
1 g EW, 1 g F, 14 g KH

1. Die Minze abbrausen und mit dem Moringatee in eine hitzebeständige Kanne geben. Mit 250 ml kochendem Wasser übergießen und etwa 10 Minuten zugedeckt ziehen lassen. Durch ein Sieb abgießen und abkühlen lassen.

2. Die Limette heiß waschen, trocken reiben und halbieren. Eine Hälfte auspressen, die zweite Hälfte erst nochmals halbieren, dann quer in dünne Scheiben schneiden.

3. Limettensaft und -scheiben zum Moringatee geben. Den Apfelsaft und die Eiswürfel hinzufügen. In zwei große Gläser gießen und sofort genießen oder vor dem Servieren etwa 2 Stunden kühlen.

GRAPEFRUIT-ROSMARIN-SCHORLE

FÜR 2 PERSONEN
½ rosa Grapefruit, ½ Limette, 1 Stiel Rosmarin, 500 ml Mineralwasser ohne Kohlensäure, 4 Eiswürfel

ZUBEREITUNG: 15 Minuten
(plus 15 Minuten zum Durchziehen)
PRO PORTION: ca. 14 kcal
0 g EW, 0 g F, 2 g KH

1. Die Grapefruit und die Limette auspressen. Den Rosmarin waschen, in eine Karaffe geben und mit einem Stößel leicht anstoßen. Grapefruit- und Limettensaft dazugießen und alles etwa 15 Minuten durchziehen lassen.

2. Vor dem Servieren die Zitrus-Rosmarin-Mischung mit Mineralwasser aufgießen. Je 2 Eiswürfel in zwei große Gläser geben und die Grapefruit-Schorle daraufgießen.

TO-GO-TIPP

In einer Thermoskanne bleiben gekühlte Tees und Schorlen mehrere Stunden schön kalt und erfrischend. Prima zum Mitnehmen!

GELBER GEWÜRZ-PU-ERH-TEE

FÜR 2 PERSONEN
1 Stück Kurkuma (ca. 10 g), 1 Stück Ingwer (ca. 10 g), 1 getrocknete Chilischote, ½ Zimtstange, 3 TL Pu-Erh-Teeblätter, 2 EL Zitronensaft

ZUBEREITUNG: 15 Minuten
PRO PORTION: ca. 5 kcal
0 g EW, 0 g F, 1 g KH

1. Kurkuma und Ingwer schälen und in dünne Scheiben schneiden. Zusammen mit der Chilischote und der Zimtstange in ein Ännchen geben, mit 600 ml kochendem Wasser aufgießen und zugedeckt etwa 5 Minuten ziehen lassen.

2. Die Pu-Erh-Teeblätter und den Zitronensaft dazugeben und weitere 3–4 Minuten ziehen lassen. Anschießend den Tee durch ein feines Sieb in einen kleinen Topf gießen und noch mal aufkochen. Auf zwei große Tassen verteilen und sofort servieren.

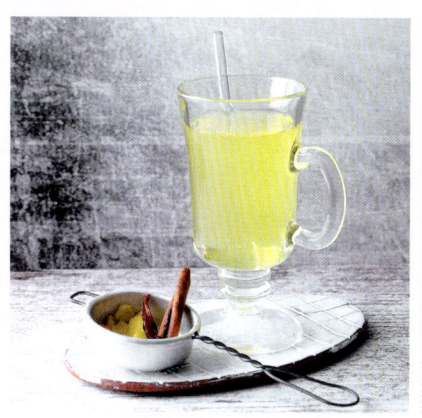

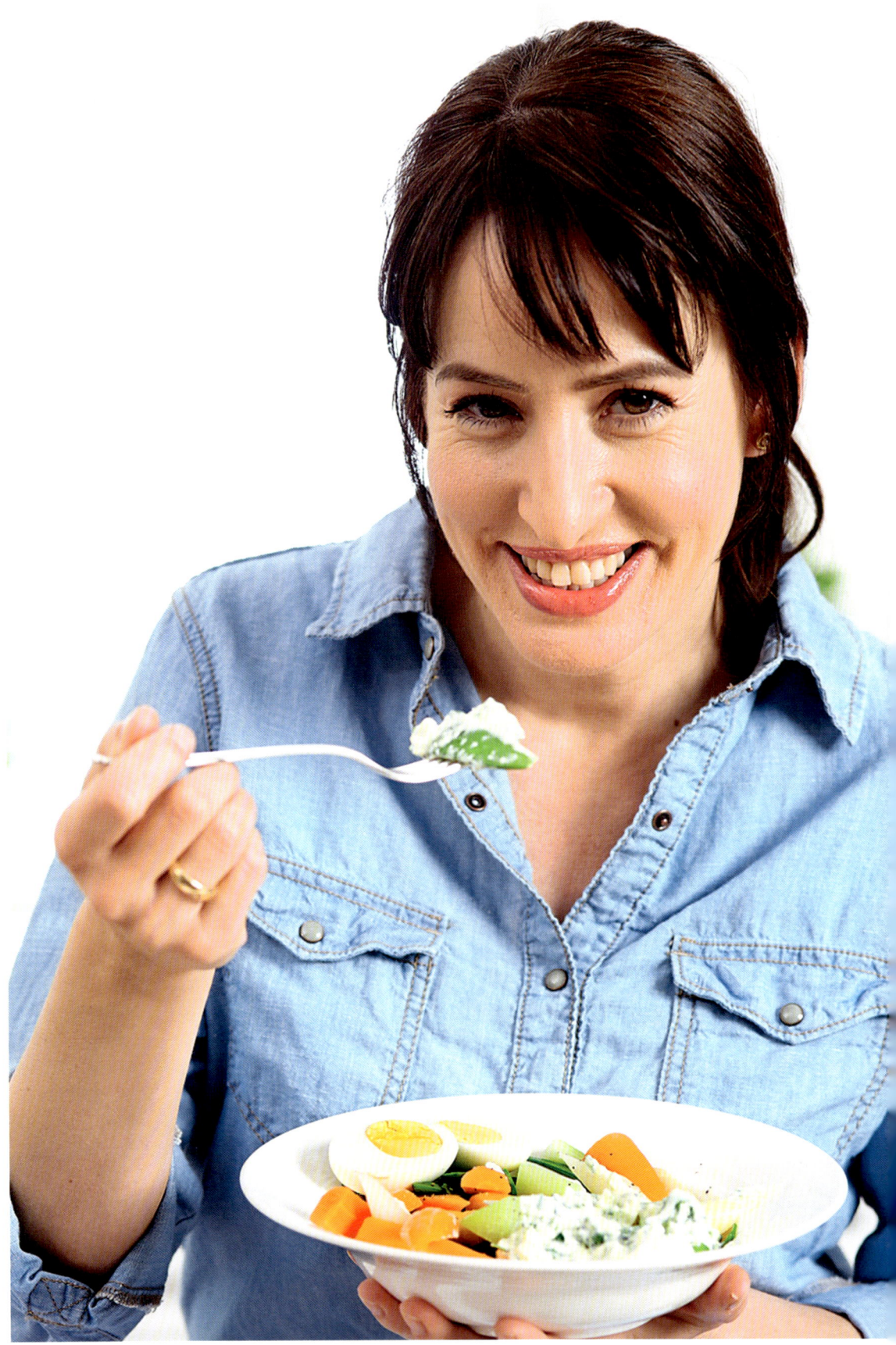

PHASE 2: AUFBAUEN

.

Halbzeit, die Entlastungsphase haben Sie bereits hinter sich. War gar nicht so schwer, oder? Ab jetzt sind Sie bei der Nahrungsmittelauswahl wieder ein bisschen freier. Und damit fällt es noch mal leichter, auch die beiden letzten Wochen durchzuhalten. Anstatt schlechte Laune zu schieben, können Sie so viele neue Lieblingsgerichte entdecken und Ihr neu gewonnenes Wohlbefinden genießen!

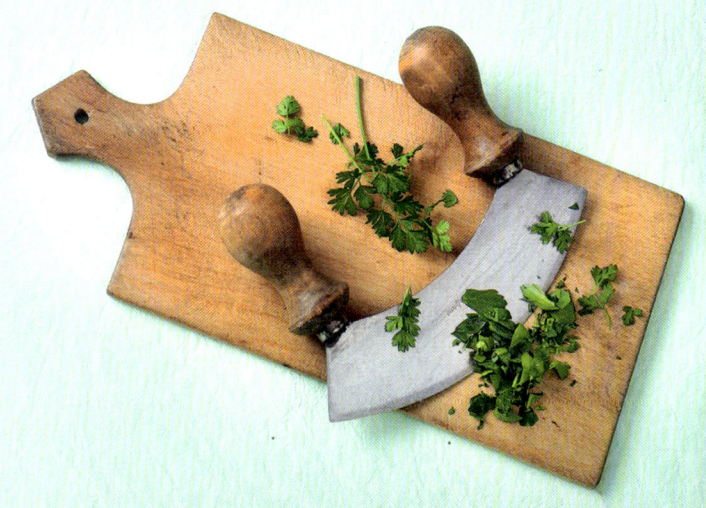

FRÜHSTÜCK

•

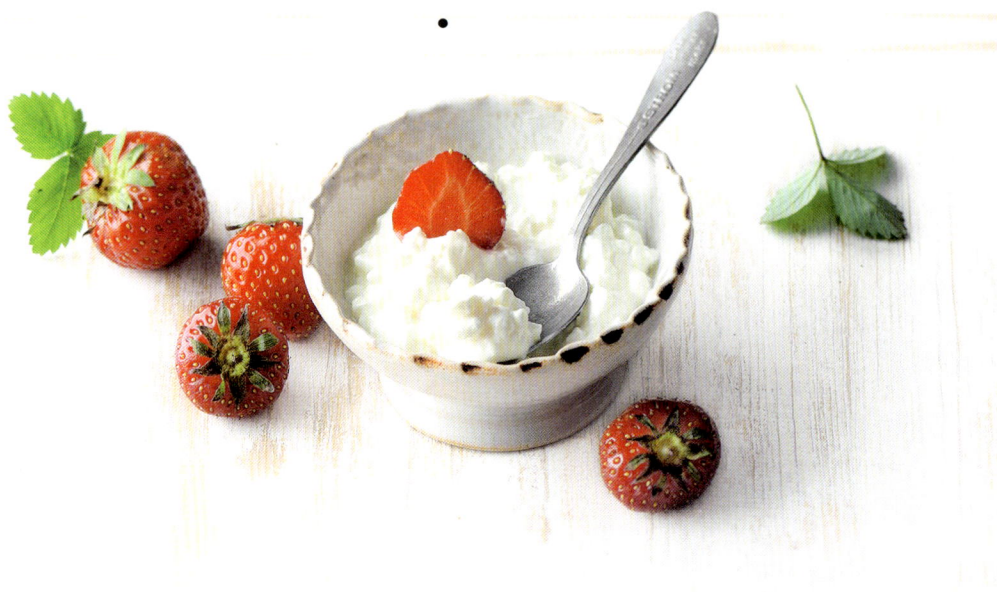

Beim Frühstück sind Getreide, Milchprodukte und Eier in Maßen wieder erlaubt, sowohl in süßen als auch in herzhaften Varianten. Von einem richtig dunklen Vollkornbrot und kernigem Müsli würde ich aber nach wie vor abraten. Beide enthalten zwar sehr viele Ballaststoffe, die sind allerdings nicht wasserlöslich und stellen daher eine echte Herausforderung für die Verdauung dar. Besser ist es, Magen und Darm langsam an sie zu gewöhnen, etwa mit Haferflocken.

Wenn Sie sich in eines der Frühstücksrezepte von Phase 1 »verliebt« haben, können Sie aber auch gern dabei bleiben. Ich weiß schließlich aus sicherer Quelle, dass viele Menschen gerade in der Früh ziemliche Gewohnheitstiere sind.

Fällt es Ihnen immer noch schwer, auf den morgendlichen Kaffee, Schwarz- oder Grüntee zum Wachwerden zu verzichten? Vielleicht wollen Sie es dann für den Wach-auf-Kick mal mit einem Rosmarin-Teeaufguss versuchen. Dazu übergießen Sie einen Teelöffel klein geschnittene Rosmarinnadeln mit 250 Milliliter kochendem Wasser und lassen das Ganze zehn Minuten zugedeckt ziehen. Wirkt äußerst belebend (deshalb trinke ich ihn auch nie abends) und kurbelt gleich noch den Fettstoffwechsel an. Kann man überhaupt besser in den Tag starten?

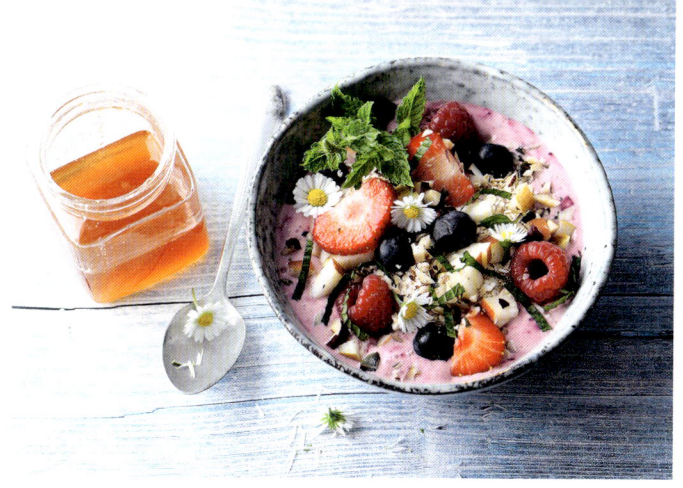

BEEREN-MINZE-MÜSLI

•

So fängt der Tag gut an! Der glutenfreie Flockenmix mit Beeren, Birne und Nüssen gibt Kraft für Stunden. Dank der entwässernden Wirkung von Gänseblümchen und Minze ist er auch als Frühjahrskur geeignet.

FÜR 2 PERSONEN

150 g gemischte Beeren (z. B. Erdbeeren, Himbeeren, Heidelbeeren; frisch oder TK), 150 g Joghurt, 1 TL Baobabpulver, 2 TL flüssiger Honig, 50 g glutenfreie Haferflocken, 50 g Buchweizenflocken, 1 Birne, 1 EL Haselnusskerne, 1 EL Kürbiskerne, 8 Minzeblätter, 8 Gänseblümchenblüten

ZUBEREITUNG: 20 Minuten
PRO PORTION: ca. 395 kcal
12 g EW, 13 g F, 56 g KH

1. Die gemischten Beeren kurz abbrausen, vorsichtig trocken tupfen und verlesen. Tiefgekühlte Beeren auftauen lassen. Die Hälfte der Beeren mit Joghurt und Baobabpulver in einer Rührschüssel pürieren. Mit Honig abschmecken und in zwei Schälchen verteilen. Haferflocken und Buchweizenflocken mischen und obenauf geben.

2. Birne waschen, vierteln, entkernen und klein würfeln. Haselnüsse und Kürbiskerne grob hacken. Birnenwürfel, verbliebene Beeren, Nüsse und Kürbiskerne auf dem Müsli verteilen.

3. Die Minzeblätter abbrausen, trocken schütteln und in feine Streifen schneiden. Vor dem Servieren mit den Gänseblümchen auf das Müsli streuen.

LOW-CARB-KRÄUTER-BROT

•

Das eiweißreiche Brot enthält anstelle von Mehl reichlich Mandeln
und Samen, die machen es schön saftig und kernig im Biss.
Mediterrane Kräuter, Möhren und Olivenöl sorgen für herzhafte Würze.

**FÜR 1 LÄNGLICHES BROT
(CA. 16 SCHEIBEN)**

50 g Kräuter (z. B. Oregano, Petersilie, Rosmarin, Thymian), 1 Möhre, 250 g Magerquark, 4 Eier (Größe M), 150 g gemahlene
Mandeln, 100 g geschroteter Leinsamen,
50 g Leinsamen, 2 EL Kichererbsenmehl,
4 EL glutenfreie Haferflocken, 2 TL Weinsteinbackpulver, 1 TL Meersalz, ½ TL
gemahlener Koriander, 40 g Sonnenblumenkerne

ZUBEREITUNG: 1 ½ Stunden
(plus Kühlzeit)
PRO SCHEIBE: ca. 175 kcal
11 g EW, 11 g F, 6 g KH

1. Den Backofen auf 180 °C vorheizen. Eine
25 cm lange Kastenform mit Backpapier
auslegen. Die Kräuter waschen und trocken
schütteln, dann die Blätter von den Stielen
zupfen und fein hacken. Die Möhre putzen,
schälen und rein raspeln.

2. Den Quark mit den Eiern in einer Schüssel mit den Quirlen der Handrührers glatt
rühren. Mandeln, geschroteten und ganzen
Leinsamen, Kichererbsenmehl, Haferflocken, Backpulver, Salz und Koriander in

einer zweiten Schüssel mischen. Die tro-
ckene Mischung mit den Kräutern, den
Möhrenraspeln und den Sonnenblumenkernen in die Quarkmasse rühren.

3. Den Teig in die vorbereitete Backform
füllen, glatt streichen und im heißen Ofen
(Mitte) ungefähr 75 Minuten backen, bis
das Brot leicht gebräunt ist und eine schöne Kruste bekommen hat.

4. Das Brot aus dem Ofen nehmen und
etwa 15 Minuten in der Form abkühlen lassen. Dann aus der Form stürzen und auf
einem Kuchengitter vollständig auskühlen
lassen. In Frischhaltefolie eingeschlagen
lässt sich das Brot im Kühlschrank etwa
eine Woche aufbewahren.

VORRATSTIPP

Das Brot in Scheiben schneiden,
portionsweise in Gefrierbeutel
verpacken und einfrieren. Es lässt
sich prima toasten oder auf einem
Blech im Ofen bei 150 °C in
5–10 Minuten aufbacken.

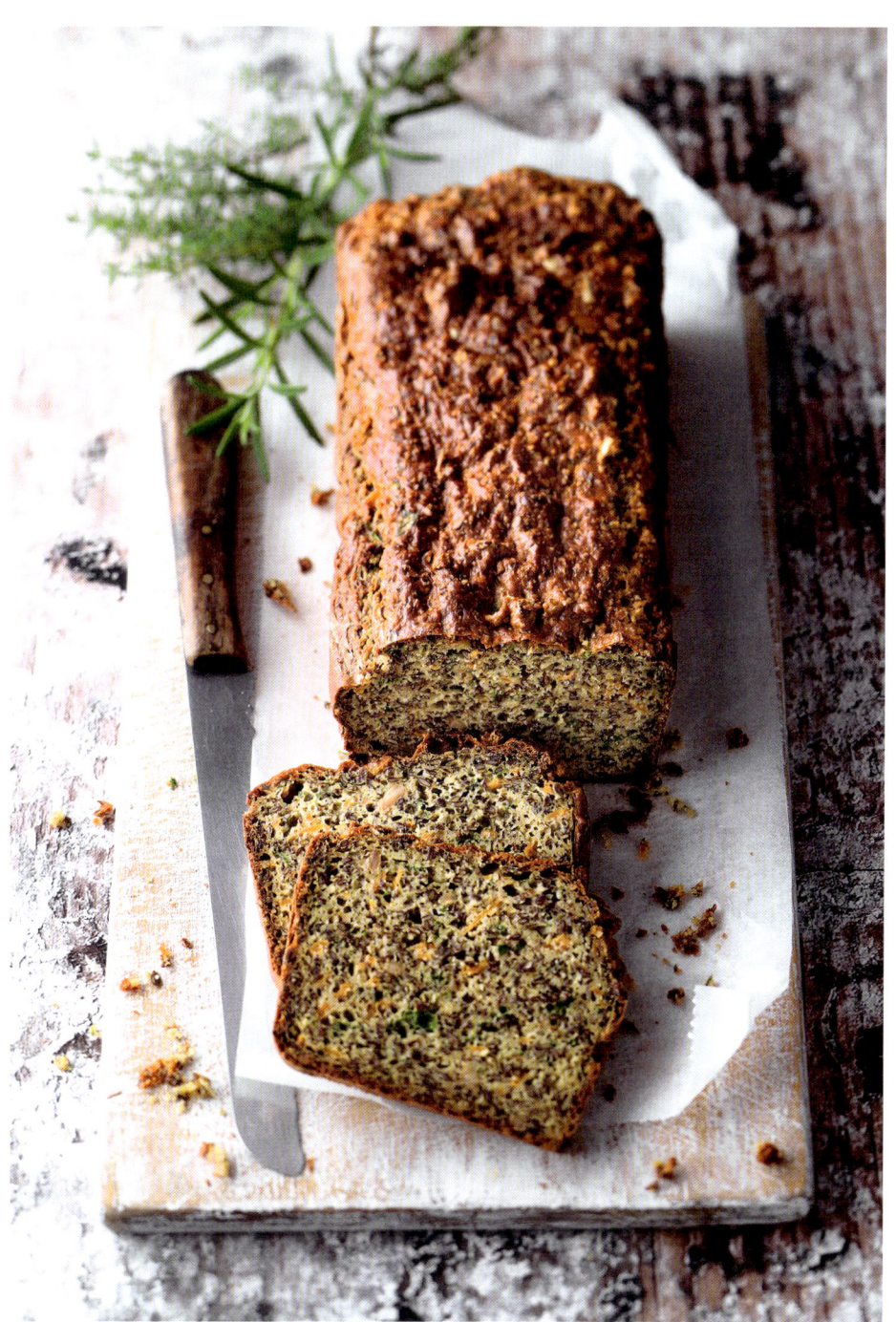

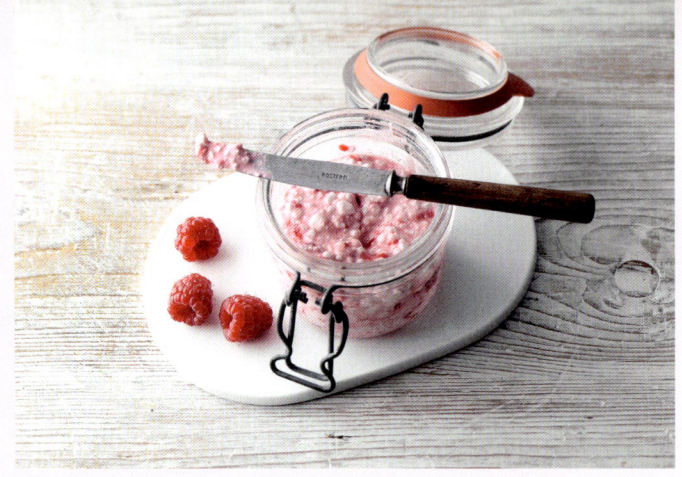

HIMBEER-BAOBAB-FRISCHKÄSE

•

Sie wollen fit in den Tag starten? Dann ist dieser Aufstrich genau
richtig: Baobab und Himbeeren punkten mit jeder Menge Vitamin C.
Das stärkt die Abwehrkräfte und unterstützt die Eisenaufnahme.

FÜR 2 PERSONEN

100 g Himbeeren, 2 TL Kokosblütenzucker,
2 TL Baobabpulver, 150 g körniger Frischkäse (Halbfettstufe)

ZUBEREITUNG: 10 Minuten
(plus 30 Minuten Kühlzeit)
PRO PORTION: ca. 115 kcal
10 g EW, 3 g F, 13 g KH

1. Die Himbeeren verlesen, nur wenn nötig
kurz abbrausen und vorsichtig trocken tupfen. 30 g davon zum Garnieren beiseitelegen. Die übrigen Himbeeren mit dem Kokosblütenzucker und dem Baobabpulver in
eine hohe Rührschüssel geben und mit
dem Schneidstab glatt pürieren.

2. Das Himbeerpüree mit der Gabel locker
unter den Frischkäse ziehen und den Aufstrich etwa 30 Minuten kalt stellen.

3. Vor dem Servieren die übrigen Himbeeren aufstreuen. Der Aufstrich hält sich in
einem verschlossenem Twist-off-Glas im
Kühlschrank ungefähr 3–4 Tage.

VARIANTE

Der Aufstrich schmeckt auch mit
anderen Beeren sehr gut. Falls er zu
flüssig sein sollte, rühren Sie einfach
noch 1 TL Johannisbrotkernmehl
zum Andicken unter.

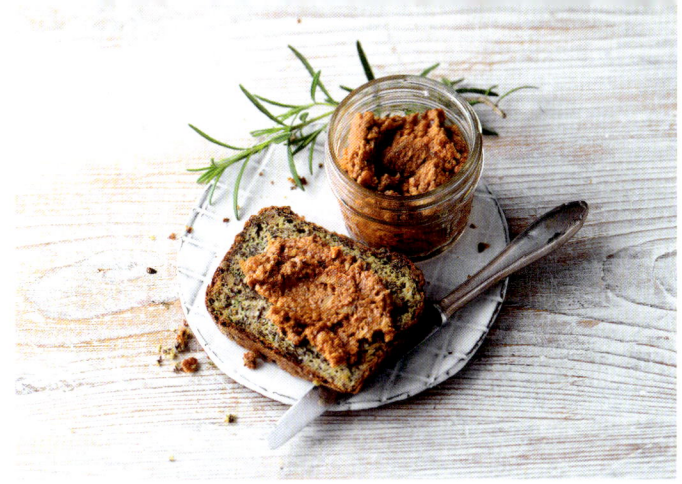

PILZ-TOMATEN-AUFSTRICH

•

Lecker auf dem Low-Carb-Kräuter-Brot von Seite 94:
Champignons und Soft-Tomaten bilden die vegane Basis,
mit Knoblauch, Rosmarin und Lorbeer wird es mediterran.

FÜR 2 PERSONEN
1 kleine rote Zwiebel, 1 kleine Knoblauchzehe, 150 g braune Champignons, 50 g
getrocknete Soft-Tomaten, 1 EL Olivenöl,
1 kleiner Stiel Rosmarin, 1 kleines Lorbeer-
blatt, ½ TL Gemüsebrühpulver, Salz, Pfeffer,
2 TL Zitronensaft, 2 TL Tomatenmark

ZUBEREITUNG: 20 Minuten
(plus Kühlzeit)
PRO PORTION: ca. 93 kcal
2 g EW, 7 g F, 2 g KH

1. Zwiebel und Knoblauch schälen und fein
würfeln. Pilze putzen, abreiben und in dünne Scheiben schneiden. Getrocknete Tomaten grob hacken.

2. Öl in einer Pfanne erhitzen, Zwiebel und
Knoblauch darin mit Rosmarin und Lorbeer-
blatt bei mittlerer Hitze 2 Minuten dünsten.
Champignons und Tomaten dazugeben und
unter Wenden etwa 5 Minuten mitdünsten.
Mit Gemüsebrühpulver, Salz, Pfeffer und Zitronensaft abschmecken. Die Mischung aus
der Pfanne nehmen und lauwarm abkühlen
lassen. Rosmarin und Lorbeer entfernen.

3. Pilzmischung und Tomatenmark in eine
hohe Rührschüssel geben und mit dem
Schneidstab mittelfein pürieren. Mit Salz
und Pfeffer nochmals abschmecken, in ein
kleines Twist-off-Glas füllen und bis zum
Servieren gut kühlen. Der Aufstrich hält
sich im Kühlschrank etwa 1 Woche.

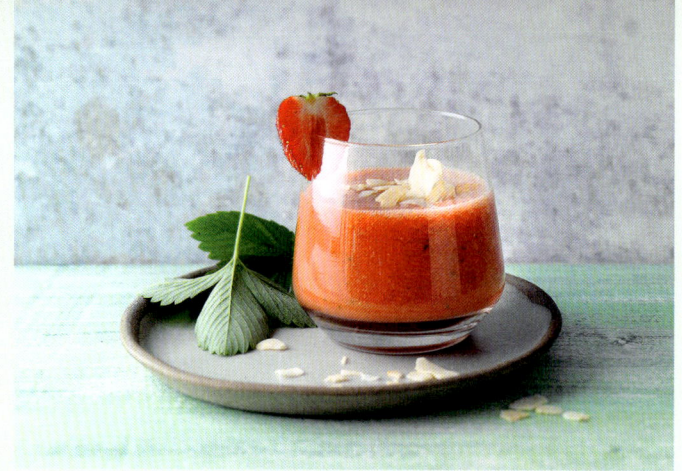

ERDBEER-BASILIKUM-SHAKE

•

Kokosdrink verleiht dieser Kreation einen Hauch von Exotik
und liefert rasch Energie. Basilikum hilft beim Stressabbau
und ist eine gute Quelle für Vitamin K, Kalzium und Betacarotin.

FÜR 2 GLÄSER (À 300 ML)

200 g Erdbeeren, 2 Stiele Basilikum,
1 EL Zitronensaft, 2 TL flüssiger Honig, 150 g
Joghurt, 150 g ungesüßten Kokosdrink (aus
dem Tetra-Pak), 2 TL Kokoschips

ZUBEREITUNG: 10 Minuten
PRO PORTION: ca. 145 kcal
4 g EW, 7 g F, 15 g KH

1. Die Erdbeeren waschen, putzen und halbieren, 2 Erdbeerhälften beiseitelegen. Basilikum abbrausen und trocken schütteln.
Die Blätter erst ab-, dann grob zerzupfen.
Erdbeeren und Basilikum mit Zitronensaft,
Honig und Joghurt in den Mixer geben und
erst auf kleiner, dann auf höchster Stufe
cremig-fein pürieren.

2. Kokosdrink dazugießen und alles noch
mal kurz und gründlich mixen.

3. Den Drink in zwei große Gläser verteilen
und mit je 1 TL Kokoschips bestreuen. Die
übrigen Erdbeerhälften einschneiden und
an den Glasrand stecken.

VARIANTE

Statt der Erdbeeren können Sie
für den Shake auch andere Beeren
verwenden, beispielsweise Himbeeren, Brombeeren oder Heidelbeeren. Außerhalb der Saison bieten sich TK-Beeren an. Die müssen
allerdings vor dem Mixen auftauen.

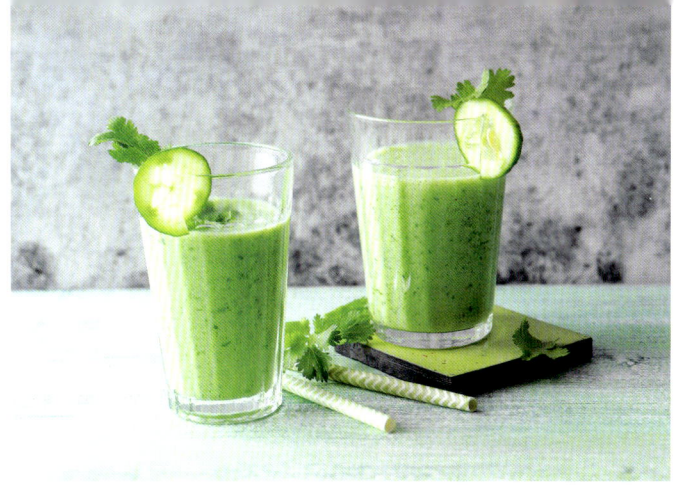

GURKEN-KORIANDER-LASSI

•

Grüner geht's nicht: In dem herzhaften Drink mit Koriandergrün,
Rucola und Moringa steckt geballtes Chlorophyll, das reinigend,
antibakteriell und belebend wirkt.

FÜR 2 GLÄSER (À 300 ML)
½ Bund Koriandergrün, 25 g Rucola, 2 Bio-
Minigurken, 200 g Kefir, 1 TL Moringablattpulver, Salz, Pfeffer, 2 TL Leinöl

ZUBEREITUNG: 10 Minuten
PRO PORTION: ca. 150 kcal
6 g EW, 10 g F, 10 g KH

1. Koriandergrün und Rucola waschen,
trocken schütteln und mit den Stielen grob
hacken. Gurken waschen und abtrocknen.
2 Scheiben abschneiden und beiseitelegen,
den Rest würfeln.

2. Koriander, Rucola und Gurke mit dem
Kefir in den Standmixer geben. Das Ganze
erst auf kleiner Stufe starten, dann auf
höchster Stufe fein pürieren.

3. Moringa, Salz, Pfeffer, Leinöl und 200 ml
kaltes Wasser hinzufügen und kurz, aber
kräftig untermixen.

4. Den Lassi in zwei Gläser gießen und
nach Belieben mit etwas Koriandergrün
garnieren. Die Gurkenscheiben einschneiden und an den Glasrand stecken. Drinks
sofort servieren.

ABWECHSLUNG GEFÄLLIG?

Dann tauschen Sie den Kefir doch
einfach nach Lust und Laune gegen
Buttermilch, Joghurt, Dickmilch
oder Schwedenmilch aus. Wenn
es vegan sein soll, verwenden Sie
alternativ Sojaghurt zum Mixen.

GARTENKRÄUTER-OMELETT MIT ZUCCHINI

•

Eine Pfanne voller Frühstücksglück – verfeinert mit allerlei frischen Gartenkräutern. In dem herzhaften Eierkuchen stecken wertvolle Proteine, wenig Kalorien und viele Vitalstoffe.

FÜR 2 PERSONEN

2 kleine Zucchini (ca. 250 g), 6 Stiele Thymian, 1 EL Olivenöl, Salz, Pfeffer, 4 Stiele Petersilie, 4 Stiele Kerbel, 1 Stiel Basilikum, ½ Bund Schnittlauch, 4 Eier (Größe M), 4 EL Milch (1,5 % Fett), 2 TL Olivenöl

ZUBEREITUNG: 25 Minuten
PRO PORTION: ca. 290 kcal
16 g EW, 23 g F, 4 g KH

1. Backofen auf 100 °C vorheizen. Zucchini waschen, putzen und quer in dünne Scheiben schneiden. Thymian abbrausen, trocken schütteln, abzupfen. Öl in einer beschichteten Pfanne erhitzen, Zucchini darin 3–4 Minuten anbraten. Mit Thymian, Salz und Pfeffer würzen. Warm halten.

2. Kräuter waschen, trocken schütteln, die Blätter abzupfen. Einige davon beiseitelegen, die übrigen hacken. Schnittlauch fein schneiden. Eier mit Milch und Kräutern verrühren. Mit Salz und Pfeffer würzen.

3. In einer kleinen beschichteten Pfanne 1 TL Öl erhitzen. Hälfte der Eimasse hineingießen, bei milder Hitze zugedeckt 2–3 Mi-

nuten stocken lassen. Omelett auf einen Teller gleiten lassen, warm halten. Aus der restlichen Masse und dem verbliebenen Öl ein zweites Omelett backen. Mit Zucchini anrichten und übrige Kräuter aufstreuen.

VARIANTEN

Shiitake-Koriander-Omelett:
100 g geputzte Shiitakepilze und Ringe von 2 Frühlingszwiebeln in 1 EL Öl anbraten. Mischung aus 4 Eiern, 2 EL Sojasauce, Salz, ½ TL Chiliflocken und ½ Bund gehacktem Koriandergrün darauf verteilen, stocken lassen. Sesam aufstreuen.

Paprika-Oregano-Omelett:
Je 1 klein gewürfelte gelbe Spitzpaprika und Schalotte 2–3 Minuten in 1 EL Olivenöl dünsten. 6 geviertelte Kirschtomaten dazugeben, salzen, pfeffern. 4 Eier mit 2 Stielen Oregano und ½ Bund Petersilie (beides gehackt), Salz und Pfeffer verrühren. In je 1 TL Olivenöl 2 Omeletts backen. Gemüse und je 1 EL geriebenen Manchego daraufgeben.

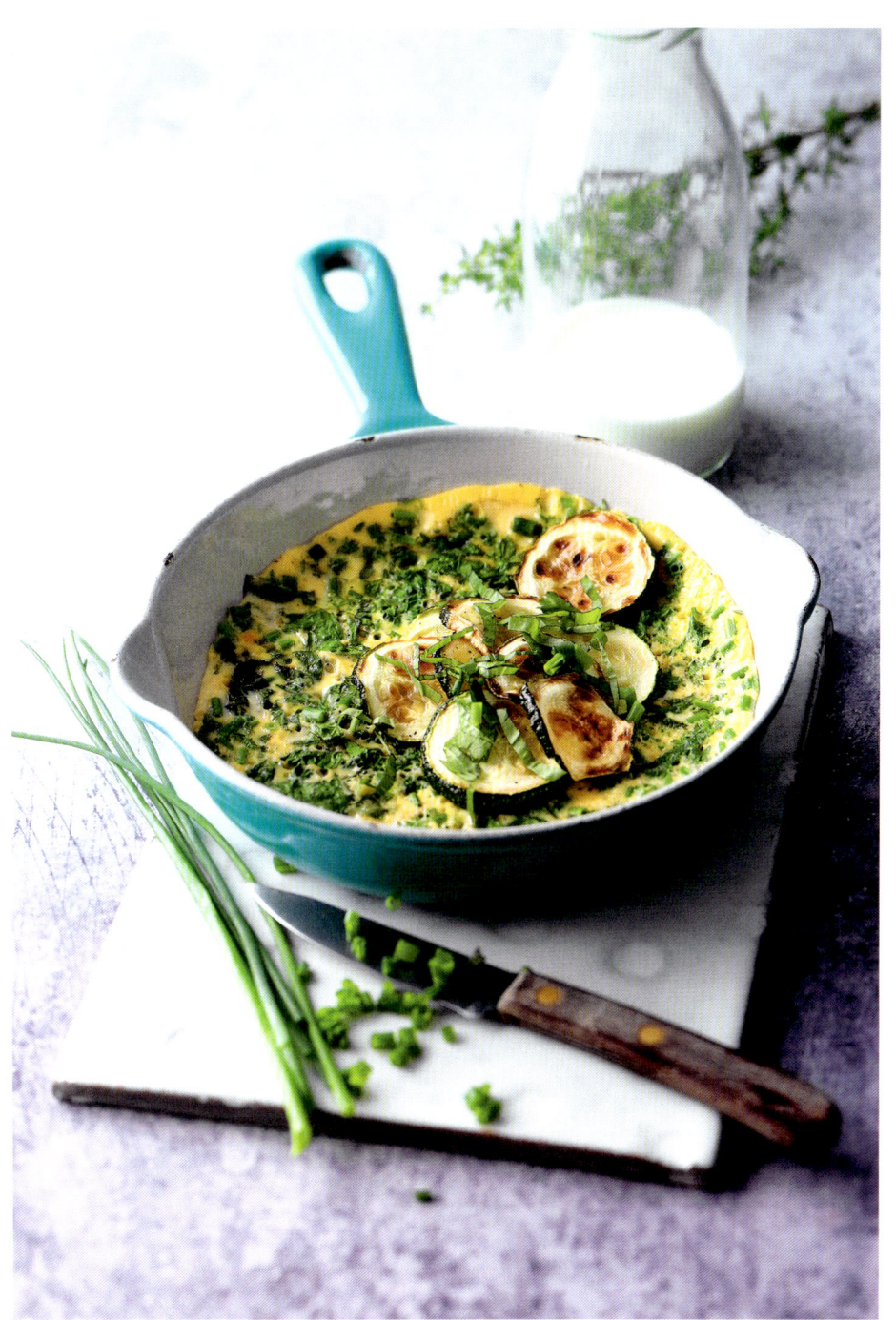

WARME GERICHTE

•

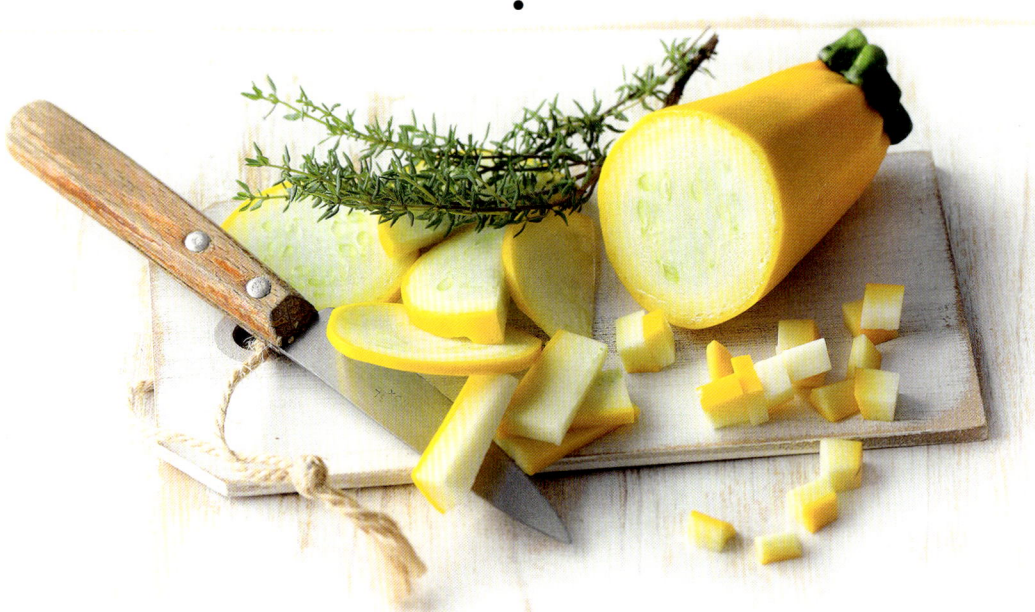

Auch bei den warmen Mahlzeiten wächst die Zutatenauswahl. Je zweimal pro Woche dürfen Sie jetzt sogar wieder Fisch oder Fleisch essen. Natürlich nicht als fetten Braten, sondern als Kurzgebratenes, in der Suppe gegart oder hübsch in Backpapier verpackt im eigenen Saft gedämpft. Dass auch hier die Kräuter nicht fehlen, ist klar. Sie geben, wo an Fett gespart wird, die nötige Würze, machen das ganze leichter verdaulich und liefern gleich noch die nötigen Säurepuffer mit. Ziemlich praktisch. Und dabei auch noch so lecker!

Apropos Fett: Vermutlich haben die beiden zurückliegenden Wochen auch auf der Waage Spuren hinterlassen. Ganz so viel Gewicht werden Sie jetzt vermutlich nicht mehr verlieren – zum einen, weil der Stoffwechsel sich anpasst, zum anderen, weil Sie in der zweiten Phase einfach wieder etwas kalorienhaltiger essen. Deshalb das Fett zu reduzieren, wäre jedoch falsch. Ihr Körper braucht es, um rundzulaufen (siehe Seite 10). Pflanzenöl und Nüsse liefern viele essenzielle Fettsäuren, die er selbst nicht herstellen kann, sie sind also lebenswichtig. Ohne Fett bleibt außerdem ein großer Teil der Vitalstoffe ungenutzt, weil die fettlöslichen Vitamine A, D, E und K nicht verwertet werden können. Dabei sind doch gerade die Vitalstoffe jetzt so wichtig. Wenn Sie also Ambitionen haben abzunehmen, erhöhen Sie lieber Ihren Energieumsatz und bewegen Sie sich ein bisschen mehr. Die nötige Power dazu liefern Ihnen zum Beispiel die folgenden Rezepte.

KICHERERBSEN-FUSILLI MIT GEMÜSERAGOUT

•

Good news für Pasta-Fans: Wer detoxen möchte, braucht auf Nudeln nicht verzichten. Fusilli auf Kichererbsenbasis sind kohlenhydratarm und mit einer kräuterwürzigen Veggie-Bolognese ein Pasta-Traum.

FÜR 2 PERSONEN

200 g Lauch, 100 g Möhren, 150 g Knollensellerie, 1 Zwiebel, 1 Knoblauchzehe, 3 Stiele Oregano, 2 EL Olivenöl, 1 EL Tomatenmark, Salz, Pfeffer, 1 Dose stückige Tomaten (200 g), 125 ml Gemüsebrühe, 120 g Kichererbsen-Fusilli (aus dem Bioladen), 4 Stiele Petersilie, 30 g geriebener Parmesan

ZUBEREITUNG: 30 Minuten
PRO PORTION: ca. 430 kcal
22 g EW, 18 g F, 40 g KH

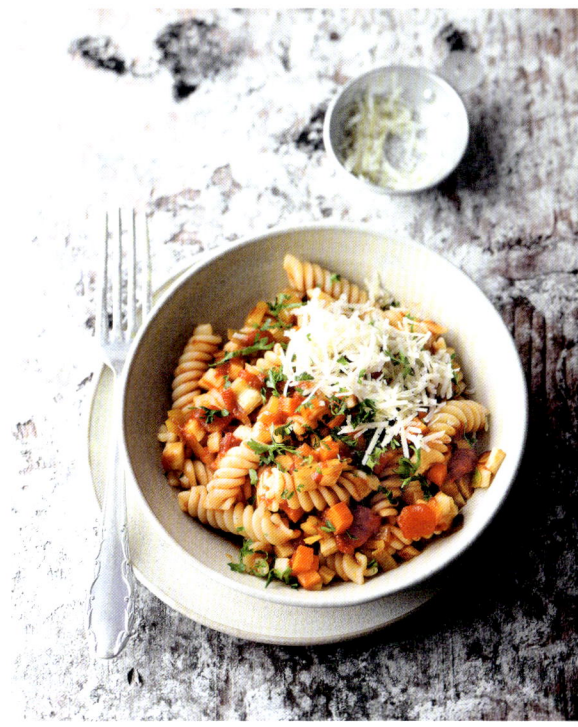

1. Lauch, Möhren und Sellerie putzen, schälen oder waschen und klein würfeln. Zwiebel und Knoblauch schälen und hacken. Oregano kurz abbrausen, trocken schütteln, Blätter ab- und klein zupfen.

2. Für das Ragout die Zwiebeln in Öl bei mittlerer Hitze glasig dünsten. Gemüse und Knoblauch dazugeben und etwa 5 Minuten andünsten. Tomatenmark einrühren und kurz mitdünsten, mit Oregano, Salz und Pfeffer würzen. Tomaten und Gemüsebrühe dazugießen, alles einmal aufkochen und dann zugedeckt bei mittlerer Hitze ungefähr 10 Minuten schmoren.

3. Kichererbsen-Fusili nach Packungsangabe in Salzwasser garen. Petersilie waschen, trocken schütteln, die Blätter abzupfen und fein hacken. Das Ragout mit Salz und Pfeffer würzen. Die Nudeln abgießen, unter das Ragout mischen. Mit Petersilie und geriebenem Parmesan bestreut servieren.

ROTE-BETE-SUPPE MIT MORINGA-GREMOLATA

•

Diese Suppe liefert mit Folsäure, Eisen und B-Vitaminen jede Menge Power. Die rote Rübe wirkt antioxidativ und unterstützt Galle und Leber beim Entgiften, Moringa schützt jede Körperzelle.

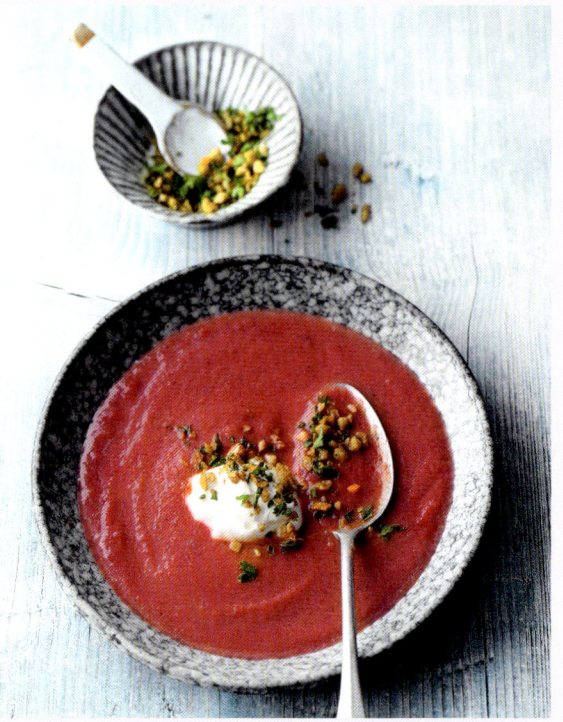

ZUBEREITUNG: 45 Minuten
PRO PORTION: ca. 240 kcal
6 g EW, 15 g F, 17 g KH

1. Die Zwiebel schälen und fein würfeln. Die Rote Bete putzen, schälen und in etwa 1 cm große Würfel schneiden (dabei Einmalhandschuhe tragen, da sie stark färben). Kartoffel schälen und würfeln.

2. Das Öl in einem Topf erhitzen. Zwiebel, Rote Bete und Kartoffel darin 2–3 Minuten bei mittlerer Hitze andünsten. Mit Brühe aufgießen, aufkochen und bei mittlerer Hitze zugedeckt 25–30 Minuten köcheln.

3. Inzwischen die Petersilie waschen und trocken schütteln. Die Blätter abzupfen und fein hacken. Walnüsse ebenfalls fein hacken. Orange heiß waschen und abtrocknen. Mit einem Sparschäler zwei Streifen von der Schale abziehen und sehr fein hacken. Orangenschale, Petersilie, Nüsse und Moringa mischen.

4. Die Suppe mit dem Schneidstab fein pürieren, mit Salz und Pfeffer würzen. In Tellern anrichten und mit je 1 EL Sojaghurt und Walnuss-Moringa-Gremolata anrichten.

FÜR 2 PERSONEN
1 kleine rote Zwiebel, 300 g Rote Bete, 1 kleine Kartoffel (ca. 50 g), 1 EL Rapsöl, 600 ml Gemüsebrühe, 4 Stiele Petersilie, 30 g Walnusskerne, ½ Bio-Orange, ½ TL Moringablattpulver, Salz, Pfeffer, 2 EL Sojaghurt

KÜRBIS-INGWER-SUPPE
MIT KORIANDER

•

Rundum gesund und wohltuend: Das exotisch angehauchte
Süppchen mit Kokosmilch, Limette und Koriandergrün ist ein ganz
heißer Tipp für Detox-Köche – und dazu in 30 Minuten fertig!

FÜR 2 PERSONEN
400 g Butternuss- oder Muskatnusskürbis,
1 Stück Ingwer (ca. 20 g), 1 Zwiebel, 1 Knoblauchzehe, 1 ½ EL Rapsöl, 600 ml Gemüsebrühe, 100 ml ungesüßte Kokosmilch (aus
der Dose), 3 TL Gomasio (Sesamsalz),
½ Bio-Limette, 4 Stiele Koriandergrün, Salz,
Pfeffer

ZUBEREITUNG: 30 Minuten
PRO PORTION: ca. 275 kcal
5 g EW, 21 g F, 17 g KH

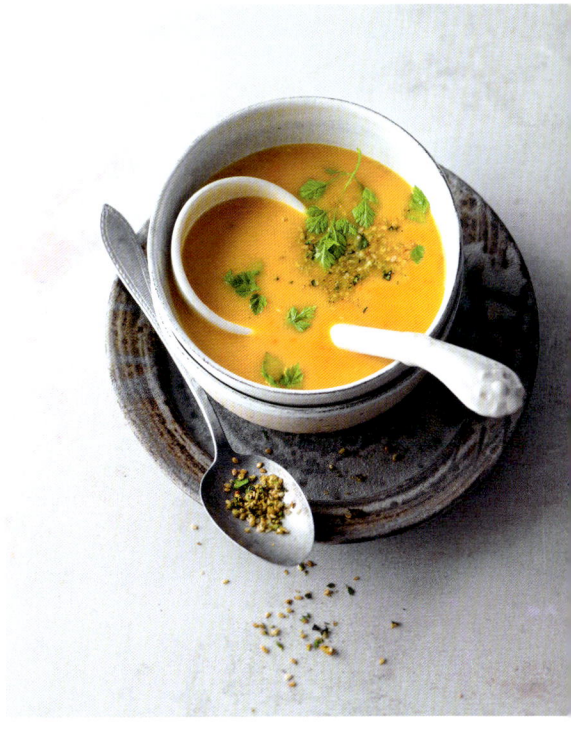

1. Den Kürbis entkernen, schälen und in
etwa 2 cm große Würfel schneiden. Ingwer,
Zwiebel und Knoblauch schälen und fein
würfeln. Im Rapsöl in einem Topf bei mittlerer Hitze rund 2 Minuten andünsten. Kürbis
dazugeben und etwa 3 Minuten mitdünsten. Mit Brühe und Kokosmilch aufgießen,
aufkochen und zugedeckt bei mittlerer Hitze ungefähr 15 Minuten köcheln lassen.

2. Für das Topping das Gomasio in einer
Pfanne ohne Fett goldbraun anrösten; vom
Herd nehmen. Limette heiß waschen, ab-
trocknen, die Schale abreiben und mit dem
Gomasio mischen. Koriandergrün abbrau-
sen, trocken schütteln, Blätter abzupfen.

3. Die Suppe mit dem Schneidstab fein
pürieren und nochmals mit Salz und Pfeffer
sowie 1–2 TL Limettensaft abschmecken.
Auf zwei tiefe Teller oder Schalen verteilen.
Mit dem Gomasio-Limetten-Mix und den
abgezupften Korianderblättern bestreuen
und sofort servieren.

SELLERIE-PANCAKES MIT PORTULAKSALAT

•

Diese Minipfannkuchen sind ein super Mittagessen. Portulak und
Pimpinelle wirken reinigend und entschlackend und sind zusammen
mit dem Moringa-Dip ein Wundermittel gegen Frühjahrsmüdigkeit.

FÜR 2 PERSONEN (8 STÜCK)
Für Salat und Dip:
1 Chicorée, 100 g Portulak (ersatzweise Babyspinat), 3 Stiele Pimpinelle, 1 kleiner Apfel, 1 EL Aceto balsamico, 1 EL Orangensaft,
Salz, Pfeffer, 2 EL Kürbiskernöl, 100 g Sojaghurt, ½ TL Moringablattpulver
Für die Pancakes:
150 g Knollensellerie, 20 g Kürbiskerne,
2 Eier (Größe M), Salz, 100 g körniger
Frischkäse (Halbfettstufe), 30 g Dinkelvoll-
kornmehl, ½ TL Kurkuma, 4 EL Olivenöl zum
Braten

ZUBEREITUNG: 35 Minuten
PRO PORTION: ca. 590 kcal
22 g EW, 45 g F, 23 g KH

1. Für den Salat den Chicorée waschen,
halbieren, den Strunk herausschneiden und
die Blätter quer in etwa 1 cm breite Streifen
schneiden. Portulak und Pimpinelle waschen, trocken schütteln und putzen. Apfel
waschen, vierteln, entkernen und quer in
dünne Scheiben schneiden.

2. Für das Dressing Aceto balsamico, Orangensaft, Salz, Pfeffer und Kürbiskernöl verquirlen. Für den Dip den Sojaghurt mit Moringa und 1 Prise Salz verrühren.

3. Für die Pancackes den Sellerie putzen,
schälen und auf der Rohkostreibe grob
raspeln. Kürbiskerne grob hacken, in einer
Pfanne ohne Fett rösten. Eier trennen.
Eiweiß mit 1 Prise Salz steif schlagen. Sellerie, körnigen Frischkäse, Mehl, Salz, Kurkuma und Eigelbe verrühren. Erst die Kürbiskerne, dann den Eischnee unterheben.

4. In einer großen beschichteten Pfanne
nacheinander 8 Pancakes backen. Dazu
je ½ EL Öl erhitzen, 1½ EL Teig zugeben,
etwas flach drücken und auf beiden Seiten in 4–5 Minuten bei mittlerer Hitze
goldbraun backen. Im vorgeheizten
Backofen (80 °C) warm halten.

5. Chicorée, Portulak, Pimpinelle und Apfel
mit dem Dressing mischen. Mit den Pancakes und dem Moringa-Dip servieren.

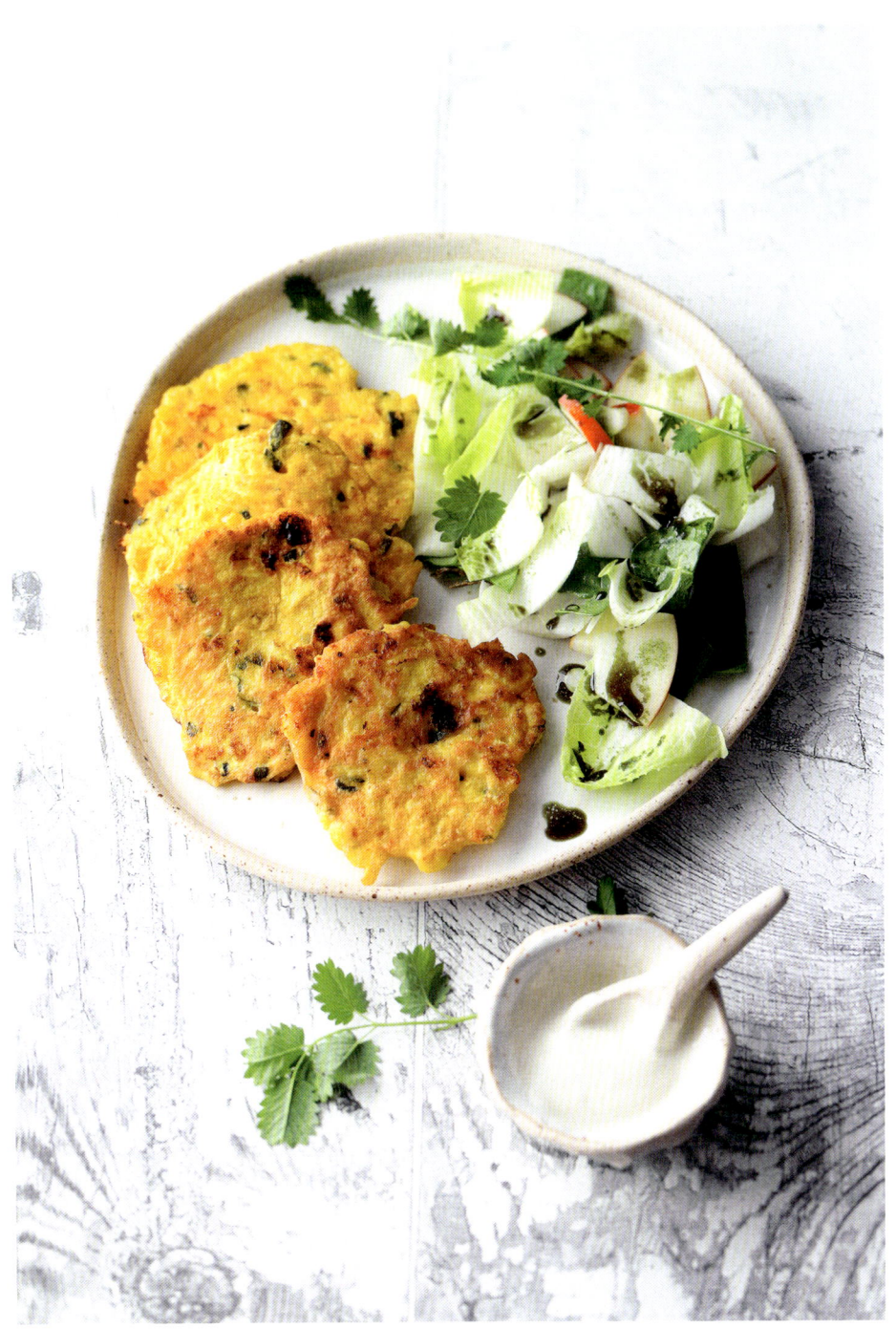

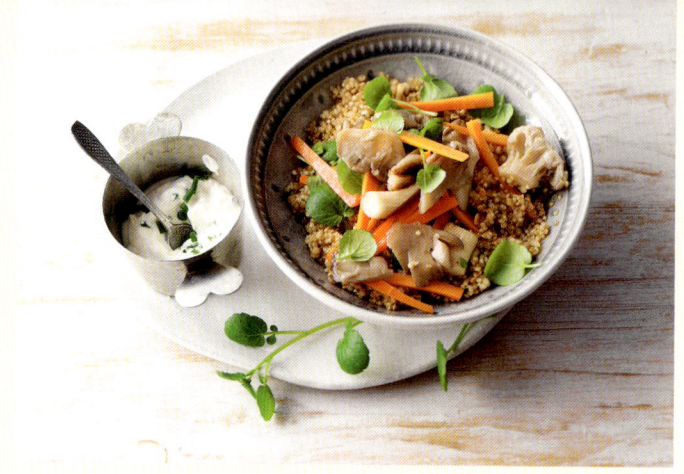

QUINOA-BRUNNENKRESSE-BOWL

•

Eine Schüssel voller Genuss für den Lunch: Quinoa, Möhren, Pilze und Brunnenkresse werden von einem schnittlauchwürzigen Tahin-Dip getoppt. Diese Mischung macht Sie schnell wieder fit und munter.

FÜR 2 PERSONEN

100 g Quinoa, 1 TL Ras el-Hanout (marokkanische Gewürzmischung), Salz, 25 g Mandelstifte, 150 g Austernpilze, 150 g Möhren, 1 ½ EL Olivenöl, Pfeffer, 75 ml Gemüsebrühe, 50 g Brunnenkresse, 150 g Sojaghurt mit Mandelgeschmack (ungesüßt), 1 EL Tahin (Sesampaste), ½ Bund Schnittlauch

ZUBEREITUNG: 30 Minuten
PRO PORTION: ca. 460 kcal
18 g EW, 26 g F, 36 g KH

1. Quinoa heiß abbrausen, mit Ras el-Hanout und 1 Prise Salz in 250 ml Wasser aufkochen und bei milder Hitze 15 Minuten kochen (Restflüssigkeit abgießen). Mandeln in einer Pfanne ohne Fett goldbraun rösten.

2. Austernpilze putzen und grob zerteilen. Möhren putzen, schälen und in Stifte schneiden. 1 EL Öl in einer Pfanne erhitzen. Pilze darin bei starker Hitze 2–3 Minuten braten; vom Herd nehmen. Möhren in die Pfanne geben, bei mittlerer Hitze 2–3 Minuten andünsten, salzen und pfeffern. Brühe angießen und alles zugedeckt bei milder Hitze 5 Minuten weiterdünsten. Brunnenkresse waschen, abtropfen lassen, putzen.

3. Für den Dip Joghurt mit Tahin, Salz und Pfeffer verrühren. Schnittlauch abbrausen, trocken schütteln, in Röllchen schneiden und untermischen. Quinoa mit Mandeln und restlichem Öl mischen. Mit Pilzen, Möhren und Brunnenkresse auf zwei Schalen verteilen und mit dem Dip servieren.

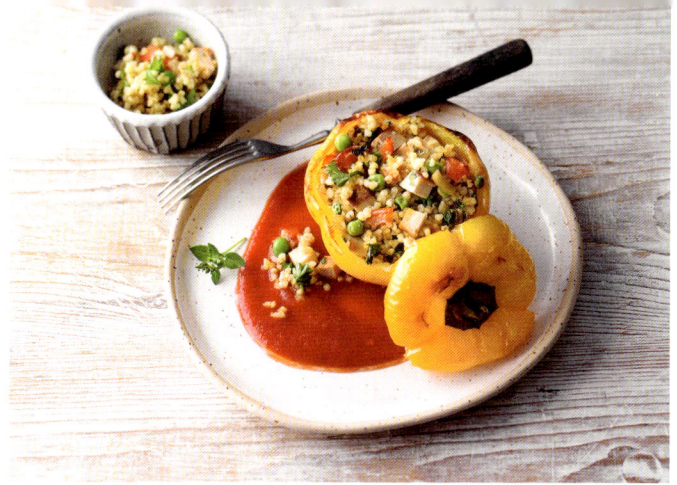

GEFÜLLTE BULGURPAPRIKA

·

Optisch und geschmacklich ein Highlight: Tomaten, Erbsen und
Räuchertofu machen die Füllung zu einem runden Genuss.
Petersilie und Majoran sorgen für würzige Frische und Detox-Effekt.

FÜR 2 PERSONEN

Je 1 große rote und gelbe Paprikaschote,
1 kleine Zwiebel, 1 kleine Knoblauchzehe,
1 EL Olivenöl, 80 g Bulgur, 250 ml Gemüsebrühe, 100 g TK-Erbsen, 1 Tomate, 75 g
Räuchertofu, 4 Stiele Petersilie, 2 Stiele Majoran, Salz, Pfeffer, 200 g passierte Tomaten
(aus der Dose)

ZUBEREITUNG: 35 Minuten
(plus 30 Minuten Garen)
PRO PORTION: ca. 335 kcal
17 g EW, 10 g F, 41 g KH

1. Von den Paprikaschoten jeweils einen
Deckel abschneiden. Paprika putzen, entkernen und waschen. Zwiebel und Knoblauch schälen, fein würfeln und in einem
Topf im heißen Öl bei mittlerer Hitze glasig
dünsten. Bulgur dazugeben und kurz mitdünsten. 200 ml Gemüsebrühe dazugießen,
umrühren und den Bulgur zugedeckt bei
milder Hitze ungefähr 15 Minuten quellen
lassen. Nach 5 Minuten die tiefgekühlten
Erbsen untermischen.

2. Backofen auf 200 °C vorheizen. Tomate
waschen, Stielansatz entfernen, in Würfelchen schneiden. Tofu ebenfalls klein würfeln. Kräuter abbrausen, trocken schütteln,
Blätter abzupfen und fein hacken. Tomate,
Tofu und Kräuter unter den Bulgur heben,
salzen und pfeffern. Masse in die Paprikaschoten füllen, Deckel auflegen und alles in
eine Auflaufform setzen.

3. Passierte Tomaten mit übriger Brühe verrühren, mit Salz und Pfeffer würzen. Um die
Paprika gießen. Im heißen Ofen (Mitte)
etwa 30 Minuten schmoren.

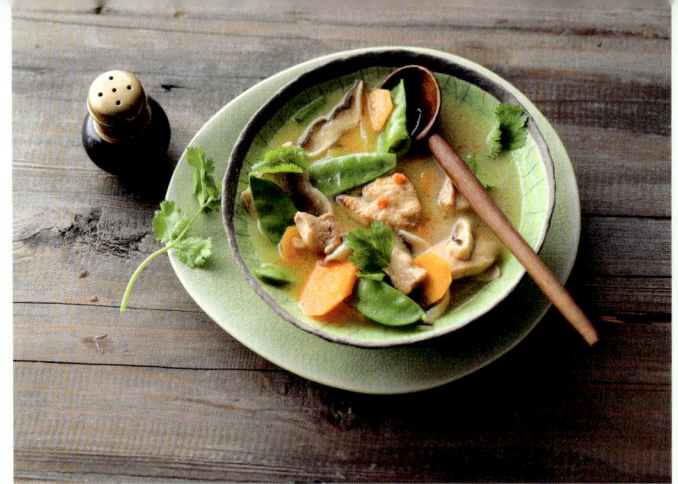

THAI-KOKOSSUPPE MIT HUHN

•

Auf leichte Art zu neuen Kräften kommen, das können Sie mit meiner
currywürzigen Gemüsesuppe. Schnell zubereitet und voller Vitamine,
bringt sie die Energie zurück und zaubert ein Lächeln ins Gesicht.

FÜR 2 PERSONEN
300 g Hähnchenbrustfilet, 1 EL Tamari-Sojasauce, 1 kleine Möhre, 3 Frühlingszwiebeln,
100 g Zuckerschoten, 100 g Shiitakepilze,
1 Stück Ingwer (ca. 10 g), 1 Knoblauchzehe,
1 Stängel Zitronengras, 1 EL Rapsöl,
1 TL rote Currypaste, 400 ml Hühnerbrühe,
200 ml ungesüßte Kokosmilch (aus der
Dose), Salz, Pfeffer, 3 Stiele Koriandergrün

ZUBEREITUNG: 40 Minuten
PRO PORTION: ca. 535 kcal
41 g EW, 34 g F, 15 g KH

1. Hähnchen kalt abbrausen, trocken tupfen, in dünne Scheiben schneiden und mit
Sojasauce beträufeln. Möhre putzen, schälen und schräg in dünne Scheiben schneiden. Frühlingszwiebeln putzen, waschen
und in 3 cm lange Stücke schneiden. Zuckerschoten waschen, putzen und schräg
halbieren. Shiitakepilze putzen, die Stiele
entfernen, die Hüte in Streifen schneiden.
Ingwer und Knoblauch schälen und fein
würfeln. Vom Zitronengras die äußeren
Blätter entfernen, die unteren 10 cm mit
einem schweren Messer andrücken.

2. Öl in einem Topf erhitzen und das Fleisch
darin 2–3 Minuten anbraten. Ingwer, Knoblauch und Curry zugeben und kurz mitbraten. Brühe und Kokosmilch angießen, aufkochen. Gemüse, Zitronengras und Pilze
zufügen und die Suppe zugedeckt bei milder Hitze 15 Minuten köcheln lassen. Mit
Salz und Pfeffer abschmecken und auf Teller verteilen. Koriander abbrausen, trocken
schütteln und über die Suppe zupfen.

SATÉ-SPIESSCHEN
MIT GURKENREIS

·

Fernost-Feeling griffbereit: Zartes Putenbrustfilet mit Ingwer-Knob-
lauch-Note plus Erdnuss-Dip, Gurke und Schnittlauch sind von asiati-
scher Leichtigkeit und ein Erlebnis für die Sinne.

FÜR 2 PERSONEN (6 STÜCK)
250 g Putenbrustfilet, 1 Knoblauchzehe,
1 Stück Ingwer (ca. 20 g), ½ TL gemahlener
Koriander, 150 ml ungesüßte Kokosmilch
(aus der Dose), Salz, Pfeffer, 30 g Erdnussmus, ½ TL Sambal oelek, 1 EL Tamari-Sojasauce, 1 TL Baobabpulver, 50 g 10-Minuten-
Naturreis, 250 g Salatgurke, 1 Frühlingszwiebel, ½ Bund Schnittlauch, ½ EL Rapsöl

ZUBEREITUNG: 45 Minuten
(plus 1 Stunde zum Marinieren)
PRO PORTION: ca. 515 kcal
41 g EW, 26 g F, 28 g KH

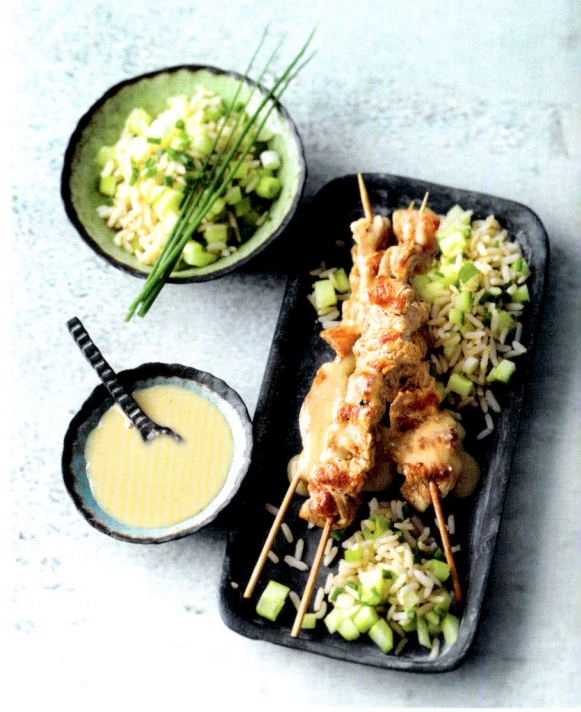

1. 6 Holzspieße in Wasser legen. Putenfilet
in Streifen (3 × 10 cm) schneiden. Knoblauch und halben Ingwer schälen, würfeln
und mit Koriander und 50 ml Kokosmilch
verrühren. Salzen und pfeffern. Das Fleisch
darin 1 Stunde einlegen.

2. Ingwerrest schälen und reiben, mit Kokosmilch, Erdnussmus, Sambal und Sojasauce mischen. 5 Minuten einköcheln. Mit
Baobab und Salz würzen. Warm halten.

3. Reis nach Packungsangabe zubereiten.
Gurke, Frühlingszwiebel und Schnittlauch

waschen, putzen, schälen und klein schneiden. Zum Reis geben, salzen und pfeffern.

4. Fleisch wellenartig auf die Holzspieße
stecken. In einer Grillpfanne in Rapsöl von
beiden Seiten 5 Minuten braten. Mit Gur-
kenreis und Erdnusssauce servieren.

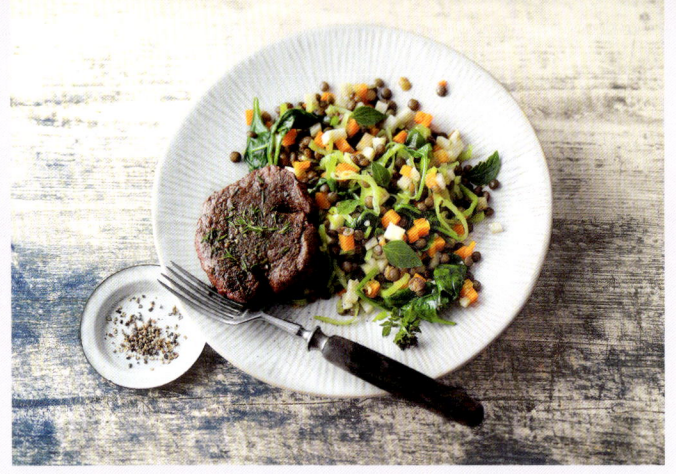

HIRSCHMEDAILLONS AUF GEMÜSELINSEN

·

Mediterrane Kräuter treffen auf Wurzelgemüse und Linsen – perfekt, um den Körper zu entlasten und ihn mit reichlich Vitalstoffen zu versorgen. Mageres Wildfleisch macht das leichte Gericht sonntagsfein.

FÜR 2 PERSONEN
2 Hirschmedaillons (à ca. 150 g), 1 Stiel Rosmarin, 3 Stiele Thymian, 3 EL Olivenöl, Salz, Pfeffer, 125 g Möhren, 125 g Knollensellerie, 1 Stange Lauch, 1 Knoblauchzehe, 125 ml Gemüsebrühe, 200 g kleine, braune Linsen (aus der Dose), 50 g Babyspinat, 2 Stiele Oregano

ZUBEREITUNG: 45 Minuten
PRO PORTION: ca. 435 kcal
40 g EW, 21 g F, 18 g KH

1. Fleisch abbrausen und trocken tupfen. Rosmarin und Thymian abbrausen, Blättchen abstreifen, hacken, mit 1 EL Öl, Salz und Pfeffer verrühren und das Fleisch damit rundum bestreichen. Ziehen lassen.

2. Möhren, Sellerie und Lauch waschen, putzen und in feine Würfel beziehungsweise Ringe schneiden. Knoblauch schälen und hacken. 1 EL Olivenöl in einer Pfanne erhitzen und das Gemüse darin 3 Minuten anbraten. Knoblauch und Gemüsebrühe zufügen und alles zugedeckt ungefähr 5 Minuten dünsten. Linsen abgießen, in einem Sieb kalt abbrausen. Babyspinat waschen und verlesen. Beides zum Gemüse geben. Salzen und pfeffern.

3. Restliches Öl in einer beschichteten Pfanne erhitzen, das Fleisch darin von jeder Seite 3–4 Minuten anbraten. Salzen, pfeffern, in Alufolie wickeln und 5 Minuten ruhen lassen. Oregano über das Gemüse zupfen und mit den Medaillons anrichten.

PILZ-FILET-PÄCKCHEN

·

Kleine Päckchen, großer Aromaschatz: Champignons, Paprika und
Pak Choi garen mit zarten Rindfleischstreifen in Backpapier –
das schont Nährstoffe und Geschmack, und alles wird herrlich saftig.

FÜR 2 PERSONEN

250 g kleine Champignons, 3 Frühlingszwiebeln, 1 rote Spitzpaprika, 150 g Baby-Pak-
Choi, 250 g Rinderfilet, 1 Knoblauchzehe,
3 EL Rapsöl, 2 EL Tamari-Sojasauce,
1 TL Kurkuma, ½ TL Chiliflocken, ½ Bund
Koriandergrün

ZUBEREITUNG: 20 Minuten
(plus 15 Minuten Garen)
PRO PORTION: ca. 345 kcal
33 g EW, 21 g F, 6 g KH

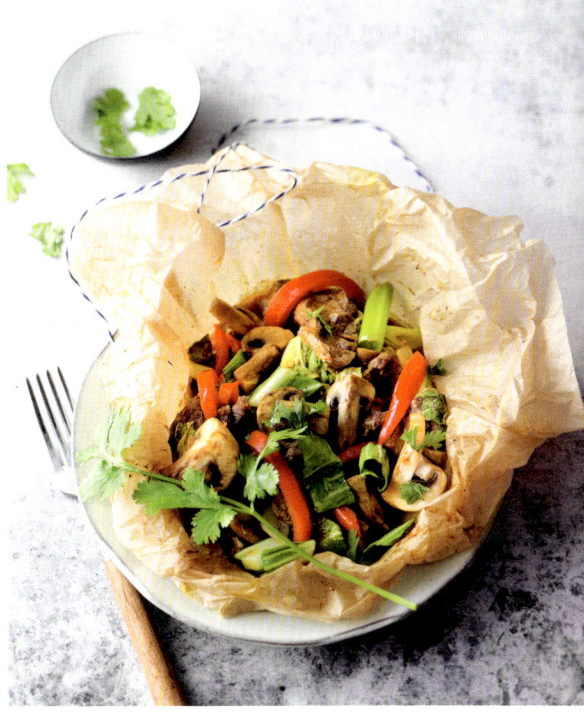

1. Backofen auf 180 °C vorheizen. Champignons putzen und halbieren. Frühlingszwiebeln waschen, putzen und schräg in 2 cm
lange Stücke schneiden. Spitzpaprika längs
halbieren, putzen, waschen und quer in
dünne Streifen schneiden. Pak Choi waschen, putzen und in 3 cm breite Streifen
schneiden. Rinderfilet quer zur Faser in
dünne Scheibchen schneiden.

2. Gemüse und Fleisch in eine Schüssel geben. Knoblauch schälen, fein würfeln und
mit Öl und Sojasauce dazugeben. Mit Kurkuma und Chili würzen, alles gut mischen.
Für jedes Päckchen 2 Stücke Backpapier
(à 40 × 40 cm) aufeinanderlegen und je die

Hälfte der Fleisch-Gemüse-Mischung mittig
daraufgeben. Backpapier über der Füllung
falten, bonbonartig verschließen und mit
Küchengarn zubinden. Päckchen auf einem
Blech im Ofen (Mitte) 20 Minuten garen.
Koriander abbrausen, trocken schütteln,
abzupfen und bei Tisch aufstreuen.

SPARGEL-BÄRLAUCH-PFANNE MIT GARNELEN

•

Schlemmen Sie sich fit und schlank mit allem, was das Herz begehrt: Knackiger Spargel und würziger Bärlauch kurbeln den Stoffwechsel an. Garnelen liefern wertvolles Eiweiß und regeln den Appetit.

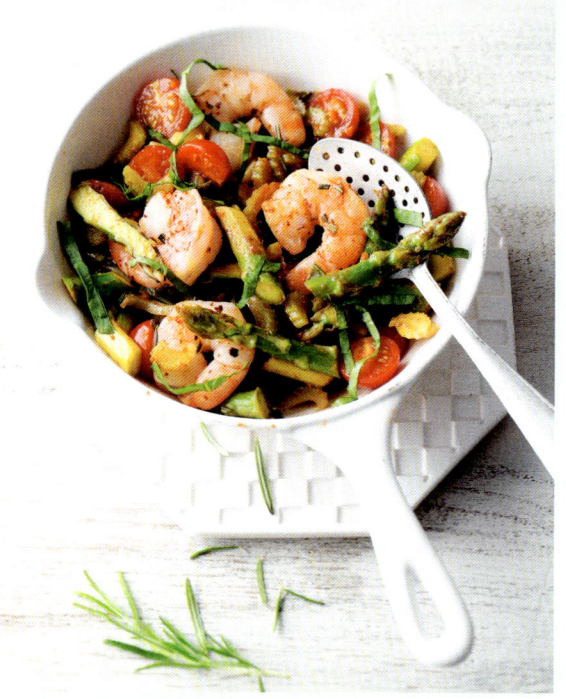

FÜR 2 PERSONEN

250 g grüner Spargel, 100 g Staudensellerie, 200 g Kirschtomaten, 40 g Bärlauch, 200 g rohe geschälte Garnelen, 3 EL Olivenöl, 1 Stiel Rosmarin, Salz, Chiliflocken, 100 ml Gemüsebrühe, 2 TL Tomatenmark, 2 TL Kapern, 2 TL Zitronensaft

ZUBEREITUNG: 30 Minuten
PRO PORTION: ca. 270 kcal
22 g EW, 17 g F, 7 g KH

1. Den Spargel waschen, im unteren Drittel schälen, holzige Enden abschneiden und die Stangen dann schräg in 1 cm breite Stücke schneiden. Staudensellerie waschen, putzen und in dünne Scheiben schneiden. Tomaten waschen und halbieren. Bärlauch abbrausen, trocken schütteln, Stiele entfernen, Blätter in schmale Streifen schneiden. Garnelen abbrausen und trocken tupfen.

2. In einer großen beschichteten Pfanne 2 EL Olivenöl erhitzen. Garnelen mit Rosmarin darin bei starker Hitze 2–3 Minuten braten, zwischendurch wenden. Mit Salz und Chili würzen. Auf einen Teller geben.

3. Übriges Öl in der Pfanne erhitzen. Den Spargel darin bei mittlerer Hitze 2 Minuten braten. Sellerie hinzufügen und 2 Minuten mitbraten. Mit Brühe ablöschen und alles offen bei milder Hitze etwa 5 Minuten köcheln lassen. Tomatenmark einrühren, Tomaten zugeben, 1 Minute mitdünsten. Garnelen, Bärlauch und Kapern unterheben. Mit Salz und Zitronensaft abschmecken.

WILDLACHS MIT BROKKOLI-SAUERAMPFER-PÜREE

•

Sauer macht bekanntlich lustig, also her mit dem jungen Ampfer: Er trumpft mit jeder Menge Vitamin C und Eisen auf, wirkt entschlackend und entwässernd. Und er ist die perfekte Ergänzung zu feinem Fisch.

FÜR 2 PERSONEN
2 Wildlachsfilets (à ca. 180 g), Salz, Pfeffer, 500 g Brokkoli, 1 kleine Zwiebel, 1 Knoblauchzehe, 2 EL Olivenöl, 1 EL Zitronensaft, abgeriebene Schale von ½ Bio-Zitrone, 4 EL Sojacreme (Sahneersatz auf Sojabasis), Salz, Pfeffer, 40 g Sauerampfer

ZUBEREITUNG: 40 Minuten
PRO PORTION: ca. 545 kcal
41 g EW, 39 g F, 7 g KH

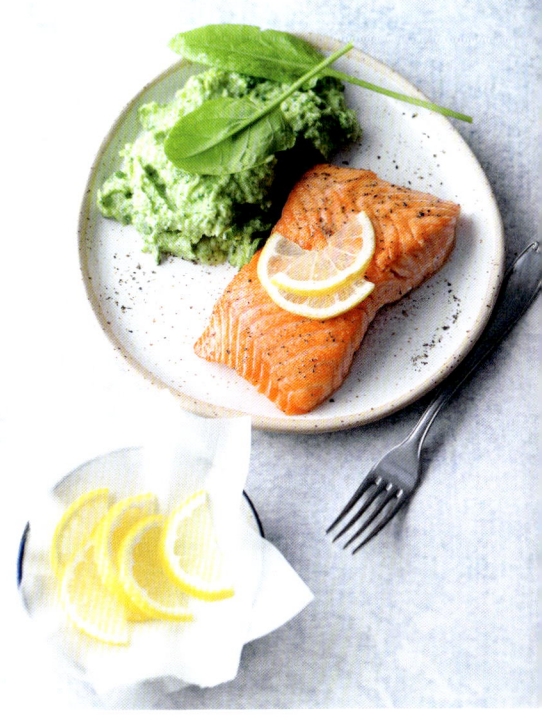

1. Lachsfilets abbrausen, trocken tupfen, salzen und pfeffern. Brokkoli waschen und in Röschen teilen, die Stiele würfeln. Zwiebel und Knoblauch schälen und hacken.

2. In einem Topf 1 EL Öl erhitzen. Zwiebel darin glasig dünsten. Brokkoli und Knoblauch zugeben und 3 Minuten mitdünsten. 3 EL Wasser, Zitronensaft und -schale zufügen und zugedeckt 5 Minuten weiterdünsten. Sojacreme einrühren, einmal kurz aufkochen lassen. Mit dem Schneidstab fein pürieren, salzen, pfeffern und warm halten.

3. In einer beschichteten Pfanne das übrige Öl erhitzen, den Lachs darin von jeder Seite 2 Minuten anbraten. Hitze reduzieren und weitere 5 Minuten ziehen lassen, dabei einmal wenden. Inzwischen den Sauerampfer waschen, trocken schütteln, grobe Stiele entfernen. Einige Blätter beiseitelegen, den Rest hacken und unter das Brokkolipüree mischen. Püree und Lachs anrichten und mit Sauerampfer garnieren.

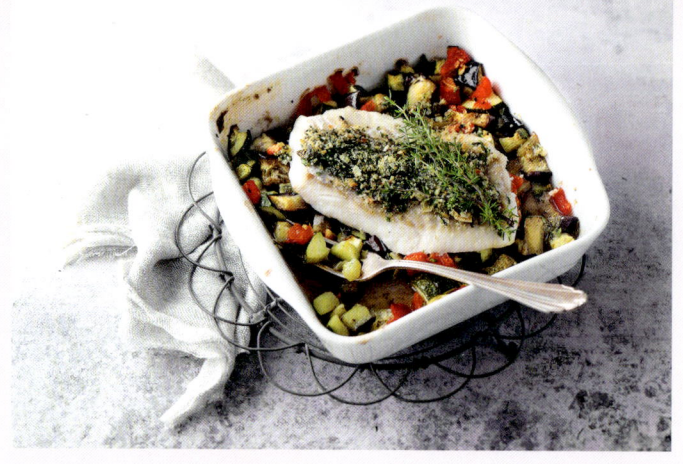

KRÄUTERSEELACHS
AUF MEDITERRANEM GEMÜSE

•

Ein guter Fang: Aromatisches Gemüse und eine zitronige Kräuter-
Mandel-Kruste auf mildem Fisch machen das Gericht zu einer
Vitalstoffbombe – und zum Verwöhnprogramm für Gäste.

FÜR 2 PERSONEN
1 Tomate, 1 kleine Aubergine (ca. 150 g),
150 g Zucchini, Salz, 1 Knoblauchzehe,
2 EL Olivenöl, 100 ml Gemüsebrühe, Pfeffer,
300 g Seelachsfilet, ½ Bund gemischte
Kräuter (Basilikum, Petersilie, Rosmarin,
Thymian), 50 g schwarze Oliven (entsteint),
1 TL abgeriebene Bio-Zitronenschale,
2 EL fein geriebene Mandeln

ZUBEREITUNG: 60 Minuten
PRO PORTION: ca. 635 kcal
36 g EW, 51 g F, 7 g KH

1. Tomate überbrühen, abschrecken, häuten, Stielansatz entfernen, vierteln, entkernen und würfeln. Aubergine und Zucchini
waschen, putzen und würfeln. Aubergine

mit Salz bestreuen und 10 Minuten ziehen
lassen. Knoblauch schälen und hacken.

2. Backofen auf 200 °C vorheizen. Zwiebeln
in 1 EL Öl glasig dünsten. Auberginen abtupfen, mit Zucchini, Knoblauch und restlichem Öl dazugeben. Nach 2 Minuten Tomate, Brühe, Salz und Pfeffer zufügen und
5 Minuten köcheln lassen. In eine kleine
Auflaufform geben.

3. Fisch abspülen, abtupfen, salzen, pfeffern und aufs Gemüse legen. Kräuter abbrausen, trocken schütteln, abzupfen. Mit
Oliven und Zitronenschale im Blitzhacker
zerkleinern. Mandeln untermixen, salzen
und pfeffern. Auf dem Fisch verteilen und
im Ofen 20–25 Minuten überbacken.

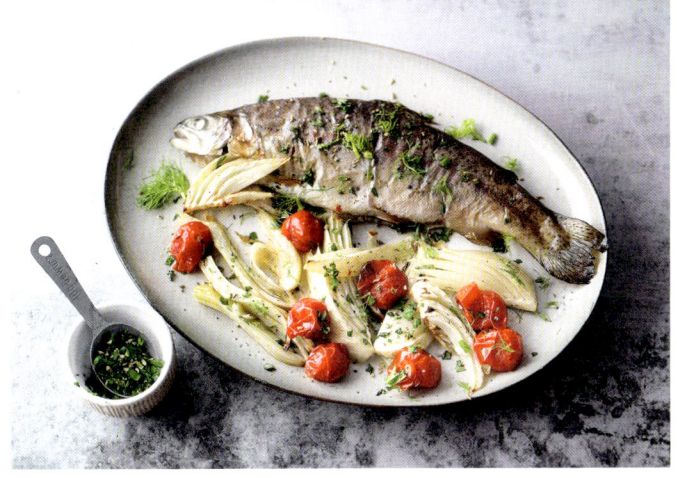

KRÄUTERFORELLE
MIT FENCHEL

•

Leicht, gesund und verführerisch: Mit einem Mix aus Dill, Estragon
und Petersilie wird dieses Gericht für Fisch-Fans zum Hochgenuss.
Fenchelgemüse und -samen geben der Forelle eine frische Anisnote.

FÜR 2 PERSONEN

400 g Fenchel (mit Grün), 2 Knoblauchze-
hen, 300 g Kirschtomaten, 2 EL Olivenöl,
Salz, Pfeffer, 6 Stiele Thymian, 2 küchenfer-
tige Forellen (à ca. 250 g), ½ Bund Kräuter
(z. B. Dill, Estragon, Petersilie), Cayennepfeffer, ½ TL Fenchelsamen

ZUBEREITUNG: 45 Minuten
PRO PORTION: ca. 315 kcal
34 g EW, 15 g F, 11 g KH

1. Backofen auf 220 °C vorheizen. Fenchel
putzen, waschen, halbieren, den harten
Strunk keilförmig herausschneiden, den
Rest in 1 cm dicke Spalten schneiden. Das
zarte Grün beiseitelegen. Knoblauch schälen und fein würfeln. Tomaten waschen.
Ein Backblech mit etwas Olivenöl fetten.
Fenchel und Tomaten darauf verteilen,
salzen, pfeffern, Knoblauch aufstreuen,
Thymianblättchen darüberzupfen und mit
1 EL Olivenöl beträufeln.

2. Forellen waschen, trocken tupfen und innen und außen leicht salzen und pfeffern.
Kräuter abbrausen, trocken schütteln, Blätter abzupfen und mit dem Fenchelgrün
grob hacken. Die Hälfte davon mit 1 Msp.
Cayennepfeffer und zerdrückten Fenchelsamen mischen. In die Forellen streuen.
Diese zum Gemüse legen, mit restlichem Öl
beträufeln und im Ofen (Mitte) 20 Minuten
garen. Übrige Kräutermischung aufstreuen.

KALTE GERICHTE

·

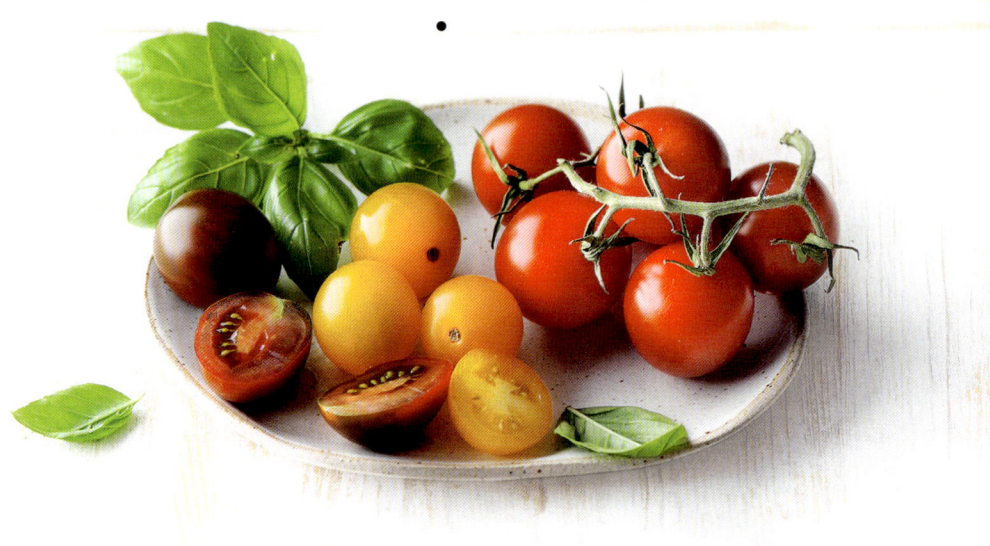

Wie gewohnt können Sie auch weiterhin warme und kalte Mahlzeiten beliebig tauschen – je nachdem, worauf Sie gerade Lust haben und wie es Ihnen besser bekommt. Sie sollten dabei nur darauf achten, dass Sie nicht gerade zweimal am Tag Fleisch oder Fisch essen. Man muss es ja nicht gleich übertreiben. Denn Hähnchen, Pute oder Roastbeef sind zwar relativ leicht verdaulich, genauso wie Fisch. Dennoch bringen auch von ihnen zu große Mengen das Säure-Basen-Gleichgewicht schnell wieder ins Kippen. Aus diesem Grund liegt der Schwerpunkt nach wie vor auf Gemüse. Aber davon gibt es ja zum Glück so viele Arten und noch mehr Zubereitungsmethoden, dass es nie langweilig wird.

Falls Sie sich darüber so freuen, dass Ihnen nach Feiern zumute ist, laden Sie doch einfach ein paar Freunde ein. Die folgenden Gerichte eignen sich vorzüglich für ein abwechslungsreiches Buffet. Oder wie wäre es mit einem Picknick im Grünen, wenn das Wetter mitspielt? Und statt Bowle oder Bier gibt es coolen Cranberry-Moringa-Tee oder eiskaltes Himbeer-Basilikum-Kokoswasser aus der Kühltasche. Wetten, dass keiner Ihrer Gäste ahnt, dass Sie gerade eine Kur machen? Ich würde auf jeden Fall genug von allem bereithalten.

BROKKOLI-EIER-SALAT
MIT KRÄUTERN

·

Knackig-frisches Grün spielt hier die Hauptrolle und sorgt für eine
große Portion Vitaminpower. Damit der leckere Low-Carb-Mix auch
richtig satt macht, kommt er in Begleitung von harten Eiern daher.

FÜR 2 PERSONEN
2 Eier (Größe M), 1 EL Sonnenblumenkerne,
400 g Brokkoli, Salz, 150 g Kirschtomaten,
150 g Joghurt, 2 EL Milch, ½ TL Senf, Pfeffer,
1 TL Zitronensaft, 3 Stiele Petersilie, 3 Stiele
Basilikum, 1 Stiel Oregano

ZUBEREITUNG: 30 Minuten
PRO PORTION: ca. 225 kcal
16 g EW, 13 g F, 10 g KH

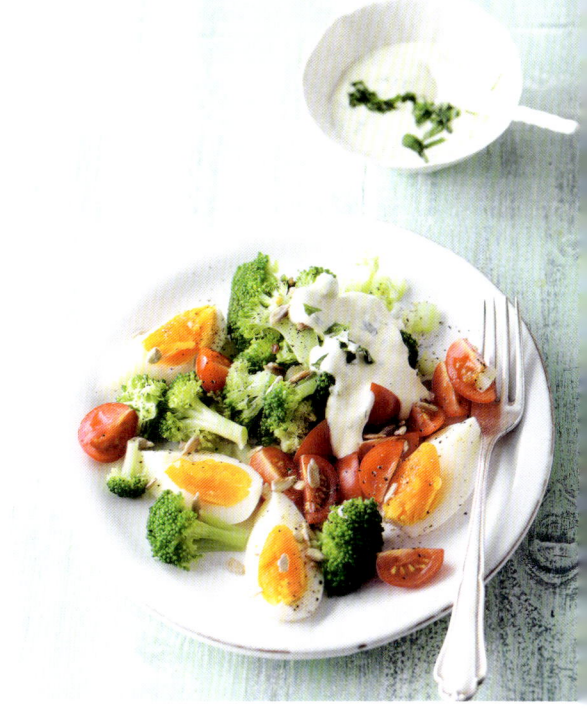

1. Eier anpiksen und in kochendem Wasser
in etwa 10 Minuten hart kochen. Abgießen,
abschrecken und abkühlen lassen, dann
vierteln. Sonnenblumenkerne in einer Pfanne ohne Fett bei mittlerer Hitze rösten, bis
sie zu duften beginnen. Herausnehmen
und abkühlen lassen.

2. Brokkoli waschen, putzen, in Röschen
teilen. Die Stiele schälen und in kleine Würfel schneiden. Alles in kochendem Salzwasser 3–4 Minuten garen, abgießen, abschrecken und gut abtropfen lassen. Tomaten
waschen und halbieren oder vierteln.

3. Für das Dressing den Joghurt mit Milch,
Senf, Salz, Pfeffer und Zitronensaft verrühren. Petersilie, Basilikum und Oregano kurz

abbrausen, trocken schütteln, Blätter abzupfen, fein hacken und untermischen.

4. Brokkoli, Tomaten, Eier und Sonnenblumenkerne vorsichtig mischen, leicht salzen und pfeffern. Auf zwei Teller verteilen
und das Kräuterdressing darüberträufeln.

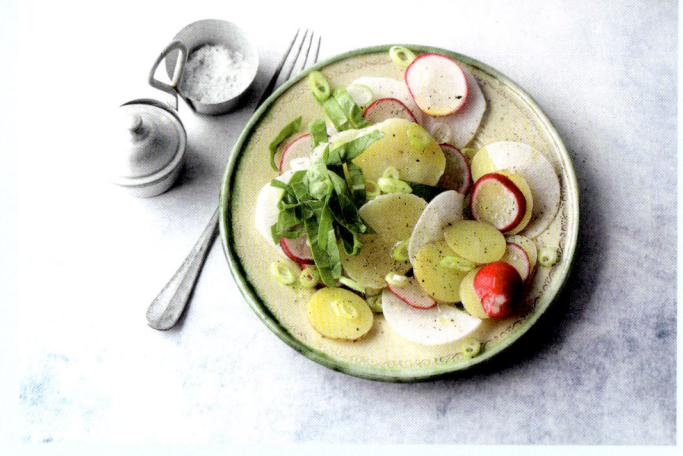

BÄRLAUCH-RADIESCHEN-SALAT MIT SAUERMILCHKÄSE

•

Knoblauchwürziger Bärlauch verleiht der frischen Kreation
das gewisse Etwas: Seine ätherischen Öle regen außerdem
sanft den Appetit an und beruhigen den Magen.

FÜR 2 PERSONEN
100 g kleine neue Kartoffeln, Salz, 100 g Radieschen, 150 g Rettich, 1 Frühlingszwiebel, 100 g Sauermilchkäse (z. B. Harzer), 4 EL Gemüsebrühe, 2 EL Weißweinessig, Pfeffer, 2 EL Rapsöl, 40 g Bärlauch

ZUBEREITUNG: 20 Minuten
PRO PORTION: ca. 200 kcal
17 g EW, 11 g F, 9 g KH

1. Kartoffeln waschen, ungeschält in Scheiben schneiden und in kochendem Salzwasser 5 Minuten garen, dann abgießen.

2. Radieschen waschen, Rettich putzen und schälen, beides in dünne Scheiben schneiden. Frühlingszwiebel waschen, putzen und in dünne Ringe schneiden. Kartoffeln, Radieschen, Rettich und Frühlingszwiebel auf zwei Teller verteilen. Den Käse in Scheiben schneiden und obenauf geben.

3. Für das Dressing Brühe, Essig, Salz, Pfeffer und Öl verrühren. Bärlauch waschen, trocken schütteln, grobe Stiele abknipsen, die Blätter in Streifen schneiden und auf den Salat streuen. Mit Dressing beträufeln.

VARIANTE
Statt Bärlauch: ½ Bund Schnittlauch in feine Röllchen schneiden und mit ½ zerdrückter Knoblauchzehe in die Vinaigrette geben.

ZIEGENKÄSE AUF WILD-KRÄUTER-SPARGEL-SALAT

•

Dieser Frühjahrssalat hält Sie garantiert bei der Stange –
mit einem Kräuterpotpourri, das Stoffwechsel und Nieren anregt,
mit entschlackendem Spargel und viel sättigendem Eiweiß.

FÜR 2 PERSONEN

500 g weißer Spargel, Salz, 100 g Wildkräu-
ter-Mischung (z. B. junger Giersch, Gunder-
mann, Löwenzahn, Spitzwegerich, Vogel-
miere, Gänseblümchen), 100 g Erdbeeren,
1 EL Aceto balsamico bianco, Pfeffer,
2 EL Olivenöl, 100 g Ziegenkäserolle,
4 Stiele Thymian, 2 TL flüssiger Honig

ZUBEREITUNG: 30 Minuten
PRO PORTION: ca. 410 kcal
19 g EW, 30 g F, 15 g KH

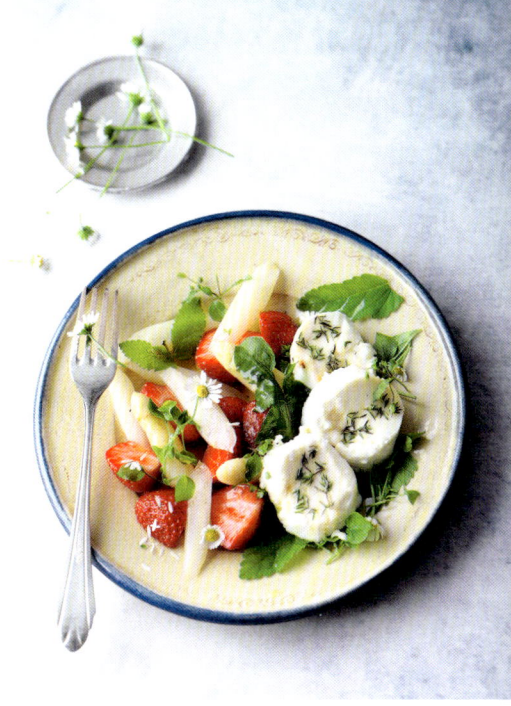

1. Spargel schälen, holzige Enden abschneiden, dann die Stangen längs halbieren und schräg in rund 4 cm breite Stücke
schneiden. In kochendem Salzwasser in
etwa 5 Minuten bissfest garen. Spargel abgießen, dabei 4 EL Sud auffangen, abschrecken und abtropfen lassen.

2. Wildkräuter waschen und abtropfen lassen. Erdbeeren waschen und je nach Größe
halbieren oder vierteln. Spargelsud mit Essig, Salz, Pfeffer und Olivenöl verrühren.

3. Backofen auf 180 °C vorheizen. Ziegenkäse in 1 cm dicke Scheiben schneiden und
in eine Auflaufform legen. Thymian abbrau-

sen, trocken schütteln, Blättchen abzupfen,
auf den Käse streuen. Mit Honig beträufeln.
Im Ofen (Mitte) 5 Minuten gratinieren.

4. Wildkräuter, Spargel und Erdbeeren auf
Tellern anrichten. Mit Dressing beträufeln
und den Ziegenkäse darauf anrichten.

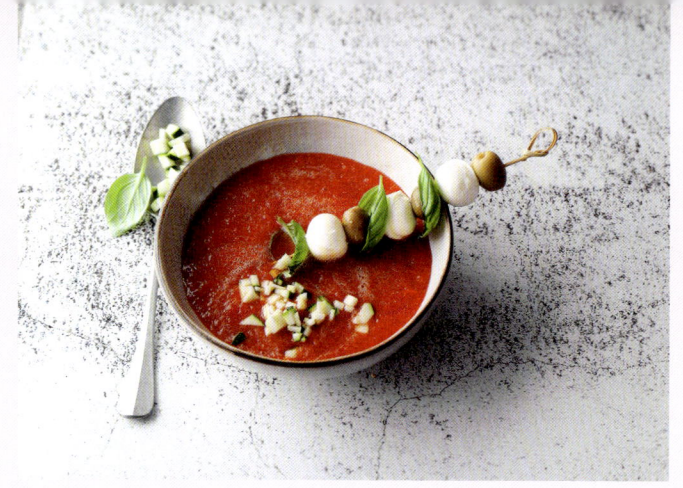

MEDITERRANE TOMATEN-KALTSCHALE

•

Tomaten, Mozzarella, Basilikum – das klassische Dream-Team, hier mal überraschend anders. Das rote Gemüse überzeugt als eisgekühlte Sommersuppe mit Zucchini und kräftigen Kräutern.

FÜR 2 PERSONEN
1 kleine rote Zwiebel, 1 Knoblauchzehe, 3 Stiele Thymian, 4 Salbeiblätter, 500 g reife Tomaten, 1 EL Olivenöl, Salz, Pfeffer, ½ TL Chiliflocken, 250 ml Gemüsebrühe, 80 g Zucchini, 1 EL Zitronensaft, 6 grüne Oliven (ohne Stein), 6 Mini-Mozzarellakugeln (ca. 50 g), 6 Basilikumblätter

ZUBEREITUNG: 35 Minuten
(plus 2 Stunden zum Kühlen)
PRO PORTION: ca. 185 kcal
9 g EW, 12 g F, 9 g KH

1. Zwiebel und Knoblauch schälen und fein würfeln. Kräuter abbrausen. Thymianblätter abstreifen, Salbei hacken. Tomaten waschen, Stielansatz entfernen. Tomaten grob würfeln.

2. Öl in einem Topf erhitzen, Zwiebel und Knoblauch darin 2–3 Minuten andünsten. Kräuter und Tomaten zugeben, unter gelegentlichem Rühren etwa 10 Minuten bei kleiner Hitze kochen. Mit Salz, Pfeffer und Chili würzen. Brühe angießen, aufkochen und nochmals 10 Minuten köcheln lassen. Die Suppe mit dem Schneidstab fein pürieren, mit Salz und Pfeffer abschmecken und etwa 2 Stunden kalt stellen.

3. Vor dem Servieren die Zucchini waschen, putzen, fein würfeln und mit Zitronensaft beträufeln. Oliven und Mozzarella abwechselnd mit den Basilikumblättern auf zwei Holzspieße stecken. Suppe in zwei Schalen anrichten, mit Zucchiniwürfeln bestreuen und die Oliven-Mozzarella-Spieße anlegen.

KALTE JOGHURTSUPPE MIT FETA UND MORINGA

•

Schnell, leicht und aromatisch: Dieses erfrischende Süppchen ist genau das Richtige für einen heißen Tag. Knoblauch, Chili und Moringa stecken voller Pflanzenstoffe, die antientzündlich wirken.

FÜR 2 PERSONEN
Je 1 rote und gelbe Spitzpaprika (ca. 150 g), 1 rote Chilischote, 1 Schalotte, 1 Knoblauchzehe, 1 EL Olivenöl, ½ TL rosenscharfes Paprikapulver, 1 TL Moringablattpulver, 100 g Feta, 300 g Joghurt, 2 TL Zitronensaft, Salz, Pfeffer, 2 Stiele Minze, 3 Stiele Koriandergrün

ZUBEREITUNG: 20 Minuten
PRO PORTION: ca. 290 kcal
15 g EW, 20 g F, 11 g KH

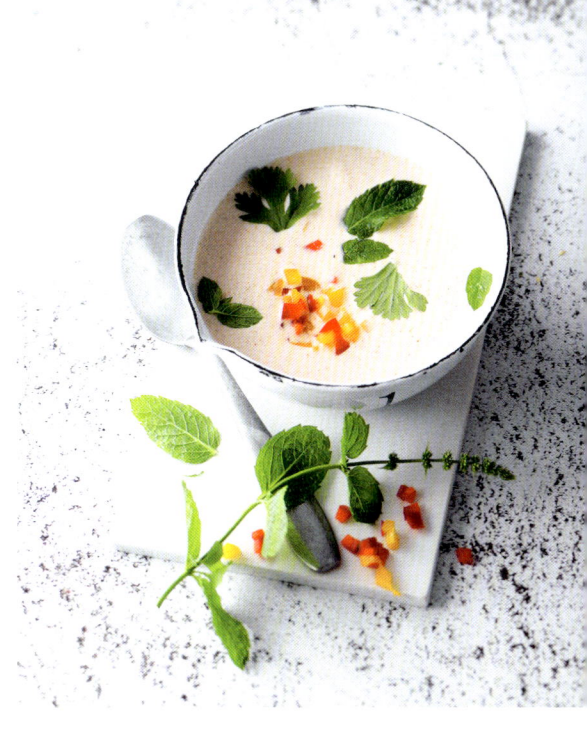

1. Spitzpaprika putzen, waschen, entkernen und fein würfeln. Chilischote putzen, aufschneiden, entkernen und waschen. Schalotte und Knoblauch schälen. Alles in sehr kleine Würfel schneiden.

2. Olivenöl in einer kleinen Pfanne erhitzen. Schalotte, Knoblauch und Chili darin bei mittlerer Hitze etwa 1 Minute dünsten. Mit Paprikapulver bestäuben, kurz andünsten. Vom Herd nehmen, Moringa unterrühren. Gewürzmischung etwas abkühlen lassen.

3. Feta grob zerbröckeln, mit dem Joghurt in eine hohe Rührschüssel geben und mit dem Schneidstab fein pürieren. Die Würzmischung untermischen. Mit Zitronensaft, Salz und Pfeffer abschmecken. Ist die Suppe zu dickflüssig, 2–3 EL Wasser zugeben.

4. Die Suppe in Schalen anrichten und mit Paprikawürfelchen bestreuen. Mit abgezupfter Minze und Koriander garnieren.

LÖWENZAHN-QUINOA-SALAT

·

Ein zitronenfrischer Salat, der topfit macht: Das leicht bittere Kraut
von Wiesen, Gärten oder Wegrändern wirkt entschlackend und
reinigend und stimuliert den gesamten Zellstoffwechsel.

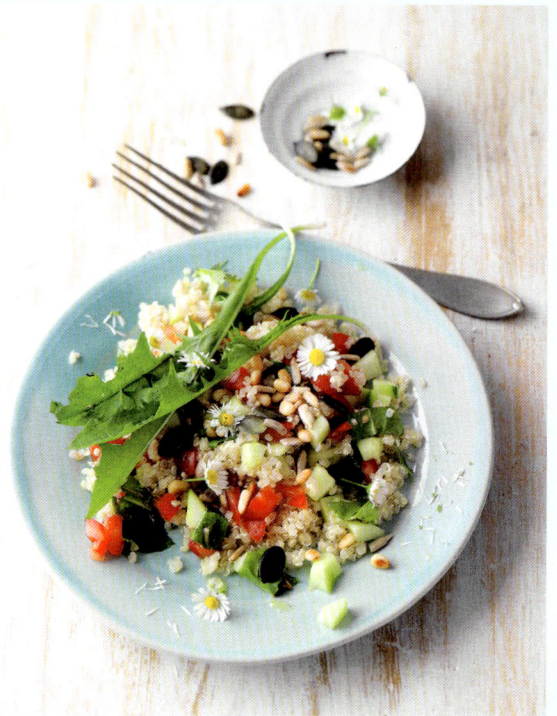

ZUBEREITUNG: 30 Minuten
PRO PORTION: ca. 400 kcal
12 g EW, 25 g F, 30 g KH

1. Quinoa in einem Sieb kalt abbrausen
und abtropfen lassen. In einen Topf mit
200 ml Salzwasser geben, aufkochen und
zugedeckt bei kleiner Hitze etwa 20 Minuten garen. Eventuell vorhandenes Rest-
wasser abgießen und die Quinoa in einer
Schüssel abkühlen lassen.

2. Tomaten waschen, Stielansatz entfernen,
in kleine Würfel schneiden. Gurke putzen,
schälen, längs halbieren und die Kerne
mit einem Löffel herauskratzen. Dann die
Gurkenhälften ebenfalls klein würfeln.
Löwenzahn gründlich waschen, trocken
schütteln, die Stiele entfernen und die Blätter in etwa 1 cm breite Streifen schneiden.

3. Zitronensaft mit Salz, Pfeffer, Oliven- und
Leinöl in einer Schüssel verrühren. Quinoa,
Tomaten, Gurke und Löwenzahn in die Vinaigrette geben und alles gut miteinander
mischen. Mit Salz und Pfeffer abschmecken. Erst unmittelbar vor dem Servieren
den Salatkernemix und die Gänseblümchenblüten aufstreuen.

FÜR 2 PERSONEN

80 g Quinoa, Salz, 100 g Tomaten, 150 g Salatgurke, 100 g junger Löwenzahn, 3 EL Zitronensaft, Pfeffer, 2 EL Olivenöl, 2 TL Leinöl, 2 EL Salatkernemix (z. B. Pinien-, Kürbis-,
Sonnenblumenkerne), 1 kleine Handvoll
Gänseblümchenblüten

SALATSCHÄLCHEN MIT KORIANDER-HIRSE-FÜLLUNG

•

Knackig frische Salatblätter mit leicht verschärfter Curry-Gemüse-Füllung sorgen für wahre Frühlingsgefühle – und stärken mit reichlich Eisen und Vitamin C gleich auch noch die Abwehrkräfte.

FÜR 2 PERSONEN

50 g Hirse, 1 TL Kurkuma, 1 TL Currypulver, 160 ml Gemüsebrühe, 1 Mini-Romanasalat, 2 Frühlingszwiebeln, 1 Möhre, ½ reife Avocado, 4 Stiele Koriandergrün, 2 EL körniger Frischkäse, 1 EL Limettensaft, Salz, Pfeffer

ZUBEREITUNG: 40 Minuten
PRO PORTION: ca. 255 kcal
7 g EW, 16 g F, 21 g KH

1. Hirse in einem Sieb kalt abbrausen und abtropfen lassen. Mit Kurkuma, Curry und Brühe in einem Topf aufkochen. Bei milder Hitze zugedeckt etwa 10 Minuten köcheln lassen. Weitere 10 Minuten auf der abgeschalteten Herdplatte quellen lassen. Offen abkühlen lassen.

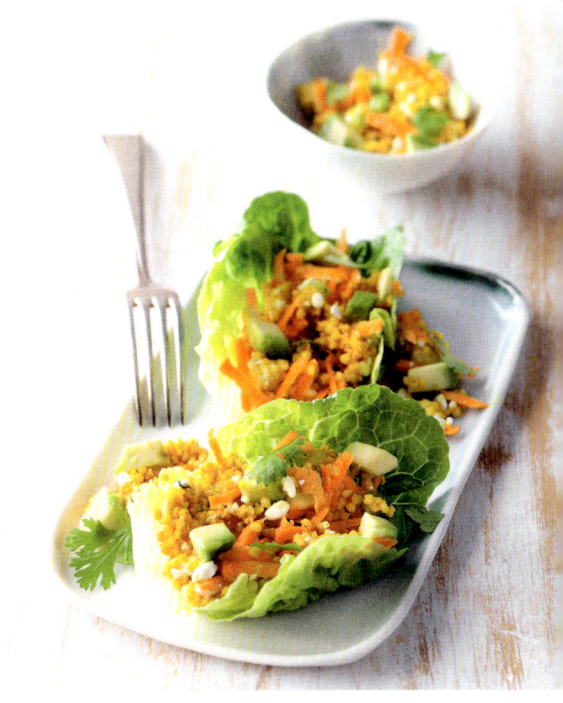

2. Inzwischen vom Romanasalat die Blätter ablösen, waschen, putzen und trocken tupfen. Frühlingszwiebeln waschen, putzen und in feine Ringe schneiden. Möhre putzen, schälen und grob raspeln. Avocado entkernen, das Fruchtfleisch auslösen und klein würfeln. Koriandergrün abbrausen, trocken schütteln und die Blätter abzupfen. Ein paar zum Garnieren beiseitelegen, den Rest fein hacken.

3. Hirse vorsichtig mit Frühlingszwiebeln, Möhre, Avocado, gehacktem Koriander und Frischkäse vermengen. Mit Limettensaft, Salz und Pfeffer abschmecken. Salatblätter auf eine Platte oder einen Teller legen, mit der Hirsemischung füllen und mit den übrigen Korianderblättern garnieren.

FALAFEL AUF BUNTEM SOMMERSALAT

•

Wer den Salat sieht, bekommt sofort gute Laune – und wer ihn isst,
sowieso. Kapuzinerkresse betört mit ihren bunten Blüten die Sinne,
ihre würzig-scharfen Blätter entschlacken und entwässern.

FÜR 2 PERSONEN

Für den Salat:

1 kleiner Kopfsalat, 30 g Babymangold,
6 Blätter Kapuzinerkresse, 100 g Champignons, je 1 kleine rote und gelbe Spitzpaprika, ½ Bund Schnittlauch, 2 EL Weißweinessig, 50 ml Gemüsebrühe, Salz,
Pfeffer, 2 EL Olivenöl, 2 Kapuzinerkresseblüten

Für die Falafeln:

130 g Kichererbsen (aus der Dose), 1 Schalotte, 1 Knoblauchzehe, 3 Stiele Petersilie,
1 ½ EL Ajvar (milde Paprikapaste), 3 EL Olivenöl, 2 ½ EL Kichererbsenmehl, 1 TL Johannisbrotkernmehl, 1 TL Harissa (marokkanische Gewürzmischung), Salz

ZUBEREITUNG: 45 Minuten
PRO PORTION: ca. 440 kcal
14 g EW, 29 g F, 30 g KH

1. Salat, Mangold und Kapuzinerkresse waschen, trocken schleudern und mundgerecht zerzupfen. Pilze putzen und in dünne Scheiben schneiden. Paprika halbieren, entkernen, waschen und in Streifen schneiden. Schnittlauch waschen, trocken schütteln und in Röllchen schneiden.

2. Für das Dressing den Essig mit Gemüsebrühe, Salz, Pfeffer und Olivenöl verrühren. Die Schnittlauchröllchen dazugeben.

3. Für die Falafeln die Kichererbsen in ein Sieb abgießen, kalt abbrausen und abtropfen lassen. Schalotte und Knoblauch schälen und fein würfeln. Petersilie abbrausen, trocken schütteln, Blätter abzupfen und hacken. Kichererbsen, Schalotte, Knoblauch, Petersilie, Ajvar und 1 EL Olivenöl mit dem Schneidstab zu einer cremigen Paste pürieren. Kichererbsen- und Johannisbrotkernmehl, Harissa und Salz unterrühren. Mit nassen Händen 8 kleine Bällchen aus der Masse formen.

4. Das übrige Öl in einer beschichteten Pfanne erhitzen. Die Kichererbsenklößchen darin auf beiden Seiten in 5–6 Minuten bei mittlerer Hitze goldbraun braten. Auf Küchenpapier kurz abtropfen lassen.

5. Kopfsalat, Mangold und Kapuzinerkresse mit Champignons und Paprika mischen und auf zwei Teller verteilen. Dressing darüberträufeln. Die Falafeln auf dem Salat anrichten und mit den Blüten dekorieren.

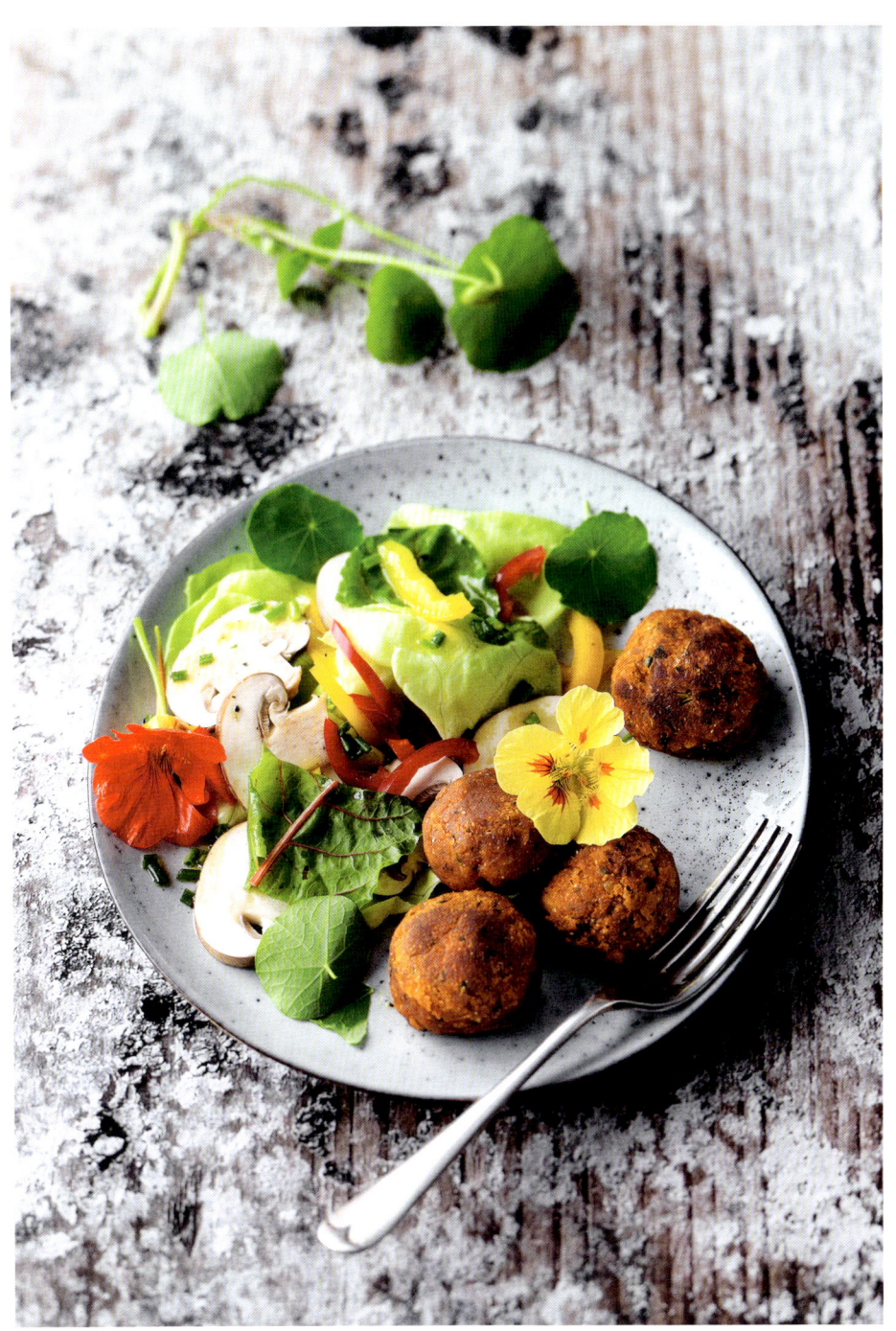

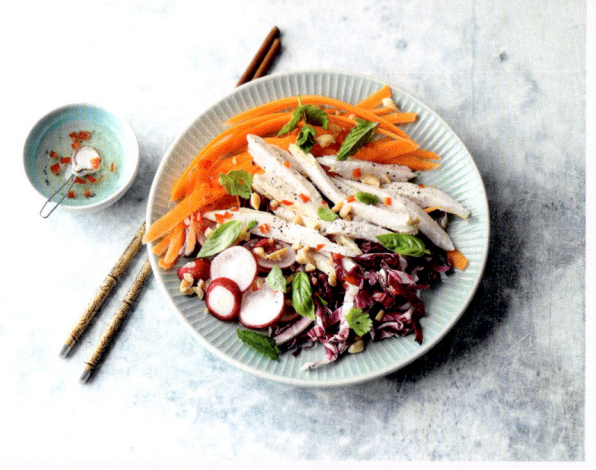

VIETNAMESISCHER HÄHNCHENSALAT

•

Der knackig-frische Gemüsesalat mit zartem Hähnchenbrustfilet überzeugt auf ganzer Linie – und wird mit Minze, Koriandergrün und
Thai-Basilikum zu einem fernöstlichen Geschmackserlebnis.

FÜR 2 PERSONEN

400 ml Gemüsebrühe, 250 g Hähnchenbrustfilet, 2 Möhren (ca. 150 g), 100 g Radieschen, 1 kleiner Radicchio (ca. 100 g),
1 rote Chilischote, ½ Bund gemischte Kräuter (z. B. Minze, Koriandergrün, Thai-Basilikum), 25 g ungesalzene Erdnusskerne,
2 EL Limettensaft, 2 EL Rapsöl

ZUBEREITUNG: 35 Minuten
PRO PORTION: ca. 385 kcal
33 g EW, 24 g F, 6 g KH

1. Die Gemüsebrühe in einem Topf zum
Kochen bringen. Das Hähnchenfilet kurz
unter kaltem Wasser abbrausen, dann in
die Brühe legen und in etwa 20 Minuten
bei kleiner Hitze gar ziehen lassen.

2. Möhren putzen, schälen und mit einem
Spiralschneider oder Sparschäler in lange
Streifen schneiden. Radieschen waschen,
putzen und in dünne Scheiben schneiden.
Vom Radicchio die äußeren Blätter entfernen, den Kopf vierteln, vom Strunk befreien
und quer in feine Streifen schneiden. Chili
aufschneiden, entkernen, abspülen und
würfeln. Kräuter abbrausen, trocken schütteln und abzupfen. Erdnüsse grob hacken.

3. Fleisch aus der Brühe heben und etwas
abkühlen lassen, in Streifen schneiden.
Fleisch, Möhren, Radieschen, Radicchio
und Kräuter mit Erdnüssen vermischen. Für
das Dressing 4 EL Brühe vom Hähnchen, Limettensaft, Öl und Chili mischen. Salzen,
pfeffern und über den Salat geben.

ORANGEN-FENCHEL-SALAT MIT PUTE

•

Frisch, leicht und aromatisch – die Kombination aus Zitrone,
Orange und Portulak macht Sie mit ordentlich Vitamin C fit fürs
Frühjahr und stabilisiert Ihr Immunsystem.

FÜR 2 PERSONEN

2 EL Walnusskerne, 100 g Portulak (ersatzweise Babyspinat), 1 kleine rote Zwiebel,
1 Orange, 1 Fenchelknolle (ca. 250 g),
100 g gegarter Putenbrustaufschnitt,
2 EL Zitronensaft, Salz, Pfeffer, 2 EL Olivenöl

ZUBEREITUNG: 20 Minuten
(plus 15 Minuten zum Marinieren)
PRO PORTION: ca. 320 kcal
12 g EW, 25 g F, 13 g KH

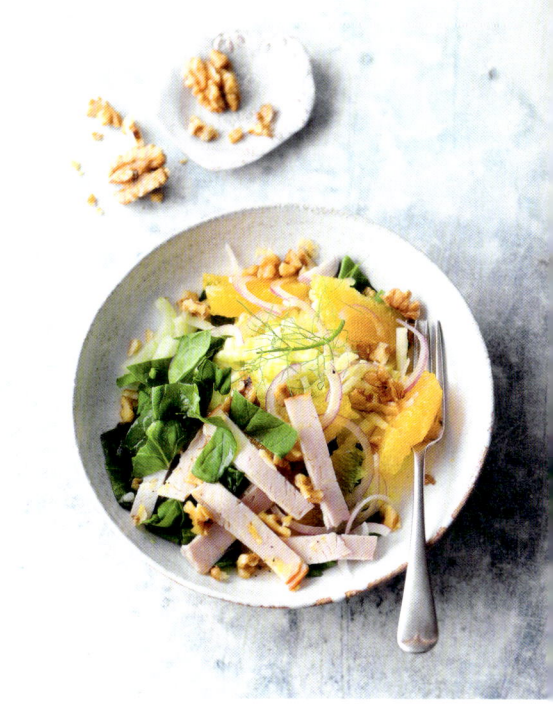

1. Walnusskerne in einer Pfanne ohne Fett
rösten, bis sie duften. Vom Herd nehmen,
abkühlen lassen und grob hacken.

2. Portulak waschen, trocken schütteln und
verlesen. Zwiebel schälen, halbieren und in
feine Streifen schneiden. Orange mit einem
Messer so schälen, dass auch die weiße
Haut entfernt wird. Die Filets zwischen den
Trennhäuten herausschneiden, dabei den
abtropfenden Orangensaft auffangen. Fenchel waschen, vierteln, vom Strunk befreien
und quer in dünne Scheiben hobeln. Puten-
brust in 1 cm breite Streifen schneiden.

3. Portulak, Zwiebel, Fenchel, Orangenfilets
und Putenstreifen in einer Schüssel vermengen. Den abgetropften Orangensaft mit
Zitronensaft, Salz, Pfeffer und Olivenöl verrühren und über den Salat träufeln. Alles
etwa 15 Minuten ziehen lassen, dann den
Salat nochmals mit Salz und Pfeffer abschmecken und auf Tellern anrichten. Mit
den gehackten Walnüssen bestreuen.

MARINIERTES ROASTBEEF MIT BRUNNENKRESSE

•

Ein Hoch auf die Brunnenkresse! Sie enthält Senföle, die dem Roastbeef ein pfeffrig-würziges Aroma verleihen, den Stoffwechsel ankurbeln und antibiotisch wirken. Bye-bye, Frühjahrsmüdigkeit!

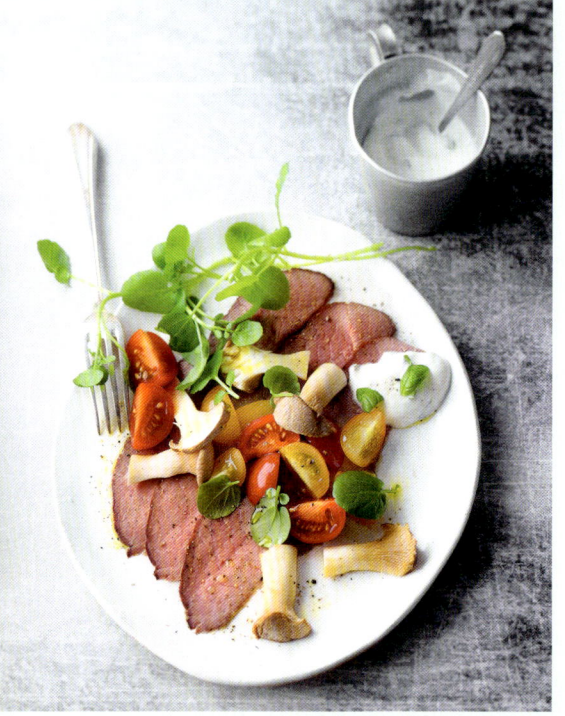

ZUBEREITUNG: 20 Minuten
PRO PORTION: ca. 260 kcal
21 g EW, 16 g F, 7 g KH

1. Brunnenkresse putzen, waschen und trocken schleudern. Kirschtomaten waschen und halbieren. Kräuterseitlinge putzen, abreiben und längs in dünne Scheiben schneiden. Zitronensaft mit Honig, Salz, Pfeffer und Olivenöl zu einer leichten Vinaigrette verrühren.

2. Das Roastbeef auf zwei Tellern auslegen. Brunnenkresse, Tomaten und Kräuterseitlinge darauf verteilen und alles mit der Vinaigrette beträufeln.

3. Basilikum abbrausen, trocken schütteln, die Blätter abzupfen und in feine Streifen schneiden. Unter den Joghurt rühren und diesen leicht salzen. Je einen Klecks davon auf dem Roastbeef anrichten.

FÜR 2 PERSONEN

100 g Brunnenkresse, 100 g rote und gelbe Kirschtomaten, 75 g kleine Kräuterseitlinge (ersatzweise Champignons), 2 EL Zitronensaft, 1 TL flüssiger Honig, Salz, Pfeffer, 2 EL Olivenöl, 150 g Roastbeef (in Scheiben), 2 Stiele Basilikum, 100 g Joghurt

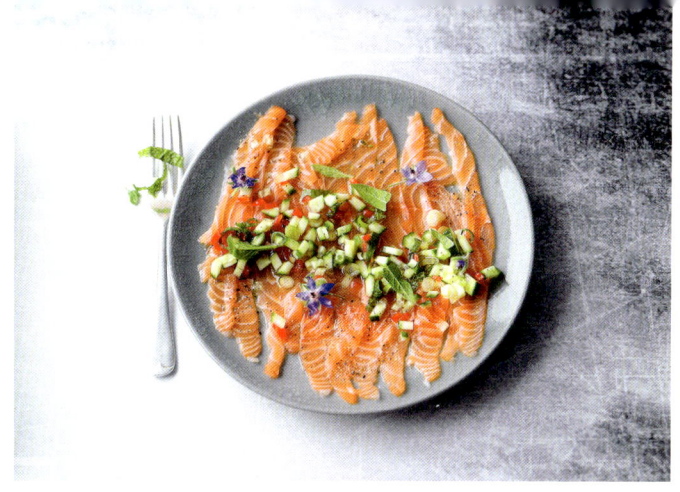

LACHSFORELLENCARPACCIO MIT BORRETSCH

·

Gurkenkraut trifft auf Gurkensauce und macht den leichten Fisch-
genuss perfekt. Dank vieler Mineralstoffe, Vitamine und ätherischen
Öle wirkt Borretsch entwässernd, appetit- und stimmungsanregend.

FÜR 2 PERSONEN
200 g Lachsforellenfilets, 150 g Minigurke,
2 Frühlingszwiebeln, ½ grüne Chilischote,
30 g Borretschblätter, 2 EL Limettensaft,
Salz, Pfeffer, 3 EL Olivenöl, 1 kleine Handvoll Borrettschblüten

ZUBEREITUNG: 20 Minuten
(plus 1 Stunde Gefrierzeit)
PRO PORTION: ca. 260 kcal
21 g EW, 18 g F, 3 g KH

1. Die Lachsforellenfilets kalt abbrausen,
sanft trocken tupfen und in einem Gefrierbeutel im Gefrierfach etwa 1 Stunde an-
frieren lassen – so lässt sich der Fisch später viel besser hauchdünn aufschneiden.

2. Gurke waschen, trocknen, längs vierteln
und fein würfeln. Frühlingszwiebeln waschen, putzen und in sehr feine Ringe
schneiden. Chilischote längs halbieren,
entkernen, abbrausen und in winzig kleine
Würfel schneiden. Borretschblätter abbrausen, trocken schütteln und in feine Streifen
schneiden. Mit Gurke, Frühlingszwiebeln-
und Chili mischen und mit Limettensaft,
Salz, Pfeffer und Olivenöl verrühren.

3. Das angefrostete Fischfilet aus dem
Kühlbeutel nehmen, in möglichst dünne
Scheiben schneiden und auf zwei Teller
verteilen. Borretsch-Vinaigrette darauf
verteilen und das Carpaccio mit den
Borretschblüten garnieren.

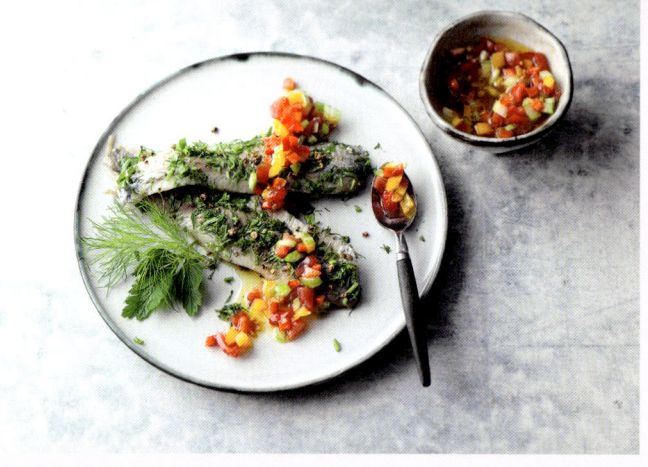

KRÄUTERMATJES MIT SCHARFER GEMÜSESALSA

•

Ein guter Fang! In den jungen Heringen stecken reichlich wertvolle
Fettsäuren. Dazu kommt eine Extraportion frische Kräuter in der Hülle.
Perfekt fürs Aroma und zum Entgiften!

FÜR 2 PERSONEN
40 g gemischte Kräuter (z. B. Petersilie, Kerbel, Dill), 4 Wacholderbeeren, 4 kleine Matjesfilets (ca. 180 g), je 1 rote und gelbe
Spitzpaprika (ca. 200 g), 1 Stange Staudensellerie, 1 große Tomate, ½ rote Chilischote, 2 EL Rotweinessig, 2 EL Olivenöl, Salz,
Pfeffer

ZUBEREITUNG: 20 Minuten
PRO PORTION: ca. 355 kcal
18 g EW, 32 g F, 5 g KH

1. Kräuter waschen und trocken schütteln.
Die Blättchen abzupfen und bis auf ein
paar Blätter zum Garnieren fein hacken.
Wacholderbeeren im Mörser fein zerdrücken und mit den Kräutern mischen. Die

Matjesfilets von beiden Seiten in die Kräutermischung drücken und mit Folie abgedeckt kalt stellen.

2. Inzwischen für die Salsa die Spitzpaprika
halbieren, putzen, abbrausen und in kleine
Würfel schneiden. Sellerie und Tomate waschen, putzen und ebenfalls klein würfeln
(bei der Tomate den Stielansatz entfernen).
Chili längs halbieren, entkernen, waschen
und würfeln. Gemüse, Chili, Essig und Olivenöl vermengen, salzen und pfeffern.

3. Die Kräutermatjes auf zwei Tellern anrichten und die Hälfte der Gemüsesalsa
darüber verteilen. Den Rest extra dazu
reichen. Mit den übrigen Kräuterblättern
garnieren und sofort servieren.

PFANNKUCHEN-WRAPS MIT RÄUCHERLACHS

•

Eine originelle Rolle to go für eine tolle Figur: Mit Baobab und
Dill gewürzte Frischkäsecreme und feiner Räucherlachs in
Buchweizenpfannkuchen wecken die Lust auf leichten Genuss.

FÜR 2 PERSONEN (4 STÜCK)

60 g Buchweizenmehl, 125 ml Milch (1,5 %
Fett), 1 Ei (Größe M), Salz, 4 TL Rapsöl,
60 g Frischkäse (Halbfettstufe), 1 TL Baobabpulver, ½ TL Senf, Pfeffer, 4 Stiele Dill,
4 Blätter Kopfsalat, 4 Scheiben Räucherlachs (ca. 75 g)

ZUBEREITUNG: 35 Minuten
PRO PORTION: ca. 415 kcal
24 g EW, 24 g F, 27 g KH

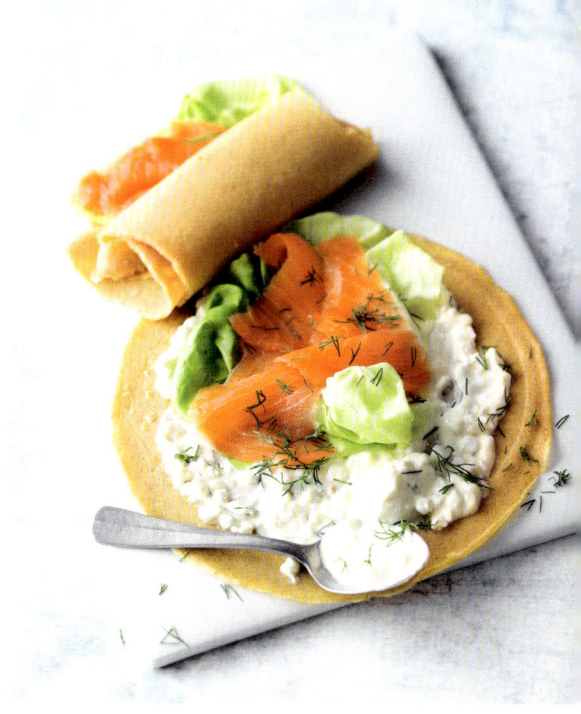

1. Buchweizenmehl in einer Schüssel mit
Milch, Ei und ¼ TL Salz zu einem glatten
Teig verrühren. 20 Minuten ruhen lassen.

2. Eine kleine beschichtete Pfanne erhitzen
und mit 1 TL Öl auspinseln. Etwas Teig hi-
neingeben und durch Schwenken verteilen.
Pfannkuchen bei mittlerer Hitze in etwa
2 Minuten von jeder Seite goldbraun backen. Auf einem Teller abkühlen lassen.
Indessen 3 weitere Pfannkuchen backen.

3. Für die Füllung den Frischkäse mit Baobab, Senf, Salz und Pfeffer verrühren. Dill
abbrausen, trocken schütteln und die Blättchen abzupfen, ⅔ davon hacken und unterrühren. Salat waschen, trocken tupfen.

4. Jeden Pfannkuchen mit 1 EL Frischkäsecreme bestreichen, dann mit je 1 Salatblatt
und 1 Scheibe Räucherlachs belegen, dabei
einen 2 cm breiten Rand frei lassen. Mit
dem übrigen Dill bestreuen. Die Seiten
leicht über die Füllung schlagen und die
Pfannkuchen fest einrollen.

GENIESSERSNACKS

•

Sie sollen sich nicht kasteien, sondern gesund genießen. Wenn Sie zwischen den Hauptmahlzeiten noch Hunger haben, versuchen Sie einmal diese Kleinigkeiten.

GEFÜLLTE MINIGURKEN MIT FRISCHKÄSE

FÜR 2 PERSONEN

2 Minigurken, 1 Tomate, 150 g körniger Frischkäse (Halbfettstufe), Salz, Pfeffer, 1 TL Moringablattpulver, 2 Stiele Basilikum

ZUBEREITUNG: 15 Minuten
PRO PORTION: ca. 90 kcal
10 g EW, 2 g F, 7 g KH

1. Gurken waschen, trocken reiben, längs halbieren und die Kerne mit einem Teelöffel herausschaben. Tomate waschen, vierteln, Stielansatz entfernen, entkernen und in kleine Würfel schneiden.

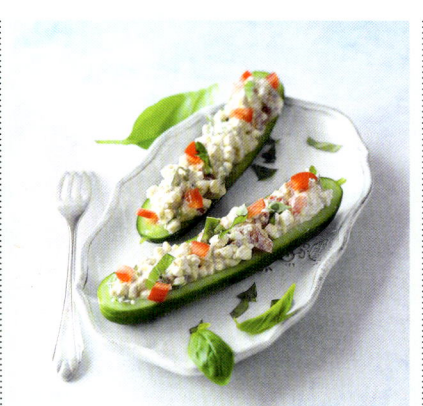

2. Frischkäse in einer Schüssel mit Tomatenwürfeln, Salz, Pfeffer und Moringa mischen. Basilikum kurz abbrausen und trocken schütteln. Die Blätter abzupfen und in feine Streifen schneiden. ⅔ davon unter den Frischkäse mischen. In die Gurkenhälften füllen und die verbliebenen Basilikumblätter aufstreuen.

ROHKOST MIT BOHNEN-SCHNITTLAUCH-DIP

FÜR 2 PERSONEN

500 g Gemüse (z. B. Fenchel, Kohlrabi, Paprikaschoten, Radieschen, Staudensellerie), 150 g weiße Bohnen (aus der Dose), 1 kleine Knoblauchzehe, 2 EL Olivenöl, 2 TL Zitronensaft, Salz, Pfeffer, ½ Bund Schnittlauch, Chiliflocken

ZUBEREITUNG: 20 Minuten
PRO PORTION: ca. 200 kcal
8 g EW, 12 g F, 16 g KH

1. Das Gemüse je nach Sorte waschen, putzen oder schälen. In mundgerechte Stücke oder Streifen schneiden.

2. Bohnen abgießen, in einem Sieb kalt abbrausen und abtropfen lassen. Knoblauch schälen, hacken und mit den Bohnen, Öl und 2 EL Wasser pürieren. Mit Zitronensaft, Salz und Pfeffer würzen. Schnittlauch abbrausen, trocken schütteln, in Röllchen schneiden und bis auf 2 TL unterrühren.

3. Die Bohnencreme in zwei Schälchen füllen, mit übrigem Schnittlauch und Chiliflocken bestreuen und zur Rohkost servieren.

ROTE-BETE-MINZE-MUFFINS

FÜR 1 MUFFINBLECH (12 STÜCK)

200 g gegarte geschälte Rote Bete (vakuumiert), 3 Stiele Minze, 3 Eier (Größe M), 1 Prise Salz, 100 g Kokosblütenzucker, 50 ml Walnussöl, 1 TL gemahlener Zimt, 100 g gemahlene Walnüsse, 50 g Buchweizenmehl, 150 Magerquark

ZUBEREITUNG: 30 Minuten
(plus 20–25 Minuten Backzeit)
PRO PORTION: ca. 180 kcal
6 g EW, 11 g F, 14 g KH

1. Backofen auf 180 °C vorheizen. Die Mulden einer Muffinform einfetten oder Papierförmchen einsetzen. Rote Bete mit dem Schneidstab fein pürieren. Minze abbrausen, trocken schütteln, Blätter abzupfen und klein schneiden.

2. Die Eier trennen. Eiweiß und Salz steif schlagen. Eigelbe mit Kokosblütenzucker, Walnussöl, 150 g Rote-Bete-Püree, Minze und Zimt cremig rühren. Nüsse und Buchweizenmehl untermischen und zuletzt den Eischnee vorsichtig unterheben. Teig in die Mulden füllen und die Muffins im Ofen (Mitte) 20–25 Minuten backen.

3. Quark mit restlichem Rote-Bete-Püree verrühren, in Spritzbeutel füllen und auf die kalten Muffins spritzen.

HEIDELBEER-MELISSE-SKYR

FÜR 2 PERSONEN

½ Bio-Limette, 2 Stiele Zitronenmelisse, 100 g TK-Heidelbeeren (aufgetaut), 1 EL flüssiger Honig, 1 Msp. gemahlener Kardamom, 300 g Skyr

ZUBEREITUNG: 15 Minuten
(plus Auftauzeit)
PRO PORTION: ca. 150 kcal
17 g EW, 1 g F, 17 g KH

1. Limette heiß waschen, abtrocknen, die Schale abreiben und 1 EL Saft auspressen. Zitronenmelisse abbrausen, trocken schütteln, Blätter abzupfen. Einige beiseitelegen.

2. Aufgetaute Beeren, Zitronenmelisse, Limettenschale, Honig und Kardamom pürieren. Püree in zwei Dessert- oder Twist-off-Gläser verteilen. Skyr mit 1 EL Limettensaft verrühren, auf das Püree geben und mit einem Löffelstiel spiralförmig unterrühren. Mit restlicher Zitronenmelisse garnieren.

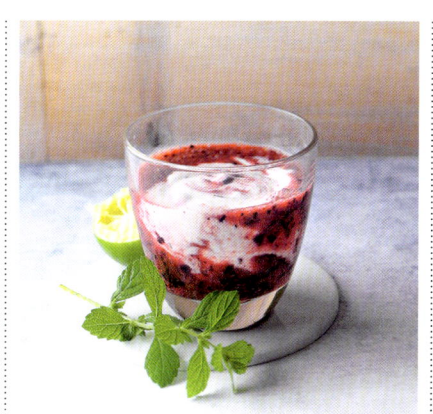

LEICHTE GETRÄNKE

•

Hier kommen noch mehr erfrischende Ideen für den Endspurt – wobei der Möhren-Kapuzinerkresse-Cocktail an heißen Tagen auch fast schon als Frühstück oder Snack durchgehen kann.

HIMBEER-BASILIKUM-KOKOSWASSER

FÜR 2 PERSONEN

125 g Himbeeren, 1 Stück Ingwer (ca. 10 g), 3 Stiele Basilikum, 2 EL Limettensaft, 300 ml Kokoswasser, 4 Eiswürfel

ZUBEREITUNG: 10 Minuten
PRO PORTION: ca. 60 kcal
1 g EW, 2 g F, 11 g KH

1. Die Himbeeren verlesen und in einem Sieb kurz abbrausen. Ingwer schälen und fein reiben. Basilikum abbrausen, trocken schütteln, die Blätter abzupfen. Himbeeren,

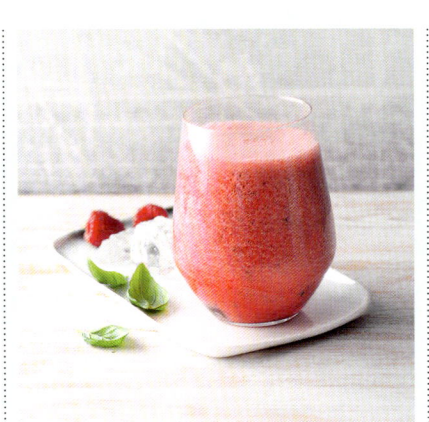

Ingwer und Basilikum in ein Rührgefäß oder in den Mixer geben. Limettensaft und Kokoswasser hinzufügen und alles erst auf kleiner Stufe, dann auf höchster Stufe pürieren.

2. Je 2 Eiswürfel in ein großes Glas geben. Mit Himbeer-Mix auffüllen und nach Belieben mit 1–2 Blättchen Basilikum garnieren.

COOLER CRANBERRY-MORINGA-TEE

FÜR 2 PERSONEN

2 TL Moringateeblätter, ½ Vanilleschote, 100 ml Cranberry-Muttersaft (Reformhaus), 2 TL flüssiger Honig, 100 g Crushed Ice

ZUBEREITUNG: 20 Minuten
(plus Abkühlzeit)
PRO PORTION: ca. 45 kcal
1 g EW, 0 g F, 9 g KH

1. Den Moringatee in eine kleine Kanne füllen. Vanilleschote aufschneiden und das Mark herauskratzen. Vanilleschote und -mark ebenfalls in die Kanne geben und alles mit 250 ml kochendem Wasser übergießen. Etwa 5 Minuten zugedeckt ziehen lassen. Dann den Tee durch ein Sieb gießen und vollständig auskühlen lassen.

2. Den kalten Moringatee mit Cranberrysaft und Honig verrühren.

3. Crushed Ice auf zwei Gläser verteilen und mit Cranberry-Moringa-Tee aufgießen.

MÖHREN-KAPUZINER-KRESSE-COCKTAIL

FÜR 2 PERSONEN
50 g Kapuzinerkresse-Blätter, 2 EL Limetten-saft, 1 Mandarine, 100 ml Möhrensaft, 4 Eiswürfel, 2 Kapuzinerkresseblüten

ZUBEREITUNG: 10 Minuten
PRO PORTION: ca. 30 kcal
1 g EW, 1 g F, 4 g KH

1. Die Kapuzinerkresse waschen und tro-cken schütteln. Grobe Stiele entfernen, die Blätter etwas zerrupfen oder grob schnei-den. Anschließend mit dem Limettensaft in einen leistungsstarken Standmixer geben.

2. Saft der Mandarine auspressen und mit dem Möhrensaft sowie den Eiswürfeln ebenfalls in den Mixer geben. Anschließend mit 200 ml kaltem Wasser auffüllen und al-les erst auf kleiner, dann auf höchster Stufe cremig pürieren.

3. Den Möhren-Kapuzinerkresse-Cocktail auf zwei große Gläser verteilen und mit je einer Kapuzinerkresseblüte garnieren. So-fort servieren.

GOJIBEEREN-MINZE-TEE

FÜR 2 PERSONEN
3 TL getrocknete Gojibeeren, 2 Schalen-streifen von 1 Bio-Orange, ½ Zimtstange, 2 TL getrocknete Minze, 2 TL Kokosblüten-zucker, 1 EL Zitronensaft, 100 ml Orangen-saft

ZUBEREITUNG: 25 Minuten
PRO PORTION: ca. 45 kcal
0 g EW, 0 g F, 9 g KH

1. Gojibeeren, Orangenschale und Zimt-stange in einem Topf mit 250 ml Wasser aufkochen. Zugedeckt bei milder Hitze 10–15 Minuten ziehen lassen.

2. Den Punsch erneut aufkochen. Minze in ein Teesieb geben, in eine Kanne einhän-gen, die Punschmischung darauf abgießen und etwa 5 Minuten ziehen lassen.

3. Teesieb entfernen. Kokosblütenzucker, Zitronen- und Orangensaft zugeben. Auf zwei Gläser verteilen.

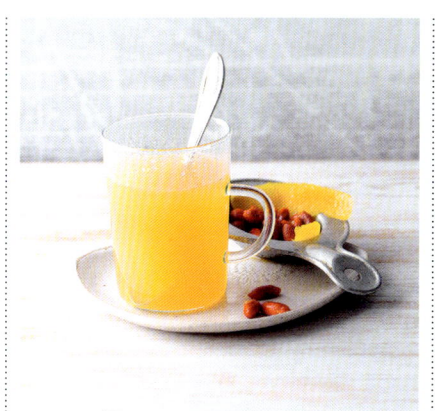

BÜCHER, DIE WEITERHELFEN

BÜCHER AUS DEM GRÄFE UND UNZER VERLAG, MÜNCHEN

Dahlke, Ruediger: Vegan Schlank. Einfach entlasten und fasten

Grillparzer, Marion: Simple Detox. Das 7-Tage-Entgiftungsprogramm

Guth, Dr. Christian/Hickisch, Burkhard/Dobrovicova, Martina: Grüne Smoothies. Vitalstoff-Power aus dem Mixer

Heepen, H. Günther: Chaos im Darm

Mutter, Dr. med. Joachim: Lass dich nicht vergiften. Warum uns Schadstoffe chronisch krank machen und wie wir ihnen entkommen

Richon, Christina: Less Sugar. Natürlich süßer Genuss

Schaenzler, Dr. Nicole: Magen & Darm natürlich behandeln

Schaenzler, Dr. Nicole/Koppenwallner, Dr. med. Christoph: Leber und Galle reinigen und revitalisieren

Staabs, Nicole: Detox Smoothies. Entschlacken mit Power-Drinks

Trökes, Anna: Detox mit Yoga

Wacker, Sabine: Basenfasten. Sanft entlasten und dauerhaft abnehmen

Wacker, Sabine/Fassott, Sascha: Säure-Basen-Genussküche

Wendel, Dr. med. Thomas/Wendel, Catrin: Rainbow Smoothies. Mit Kräutern und Gewürzen zu mehr Gesundheit und Wohlbefinden

Wenzel, Melanie: Meine besten Heilpflanzen-Rezepte für eine gesunde Familie

Wenzel, Melanie: Meine besten Rezepte für Schönheit und Gesundheit aus dem ARD-Buffet®

Wenzel, Melanie: Moringa. Gesund und schön mit dem Nährstoffwunder

Wenzel, Melanie: Schlank mit Kräutern. Meine besten Rezepte zum Abnehmen

ADRESSEN, DIE WEITERHELFEN

PRAXIS DER AUTORIN

Naturheilpraxis Melanie Wenzel
Grüngürtelstraße 82
50996 Köln
www.melanie-wenzel.com
www.facebook.de/naturheilpraxis.wenzel

Über den integrierten Shop der Autorin können Sie auch Kokosöl sowie Moringapulver, -tee, -kapseln und -presslinge in absoluter Spitzenqualität für Ihre Entschlackungskur bestellen.

Alle Kräuter, die Sie für die Rezepte in diesem Buch benötigen, bekommen Sie in der nächsten Gärtnerei, im Gartencenter oder auf dem Wochenmarkt, im Kräuterhaus, Reformhaus oder Bioladen – und manches sogar im gut sortierten Supermarkt um die Ecke oder auf der grünen Wiese. Wenn Sie gern im Internet stöbern, surfen Sie doch hier einmal vorbei:

baobab.org

Neben interessanten Infos zu Baobab und Fair Trade erhalten Sie hier verschiedene Produkte mit der Kraft der Baobabfrucht und viele leckere und gesunde Rezepte.

www.dreschflegel-saatgut.de

Die Dreschflegel-Gemeinschaft besteht aus 15 Biohöfen in verschiedenen Gegenden Deutschlands mit gemeinsamer Vermarktung durch den Dreschflegel-Versand.

www.gaissmayer.de

Große Auswahl an Kräutern in Biolandqualität (allein über 50 Minzesorten). Wenn Sie einmal in der Nähe von Illertissen sind: Lohnenswert ist auch ein Besuch im wunderschönen Schaugarten an der Jungviehweide 3.

www.kraeuterhaus-eder.de

Hier können Sie Kräuter und Gewürze aus aller Welt bestellen.

www.kraeuterhaus-hackenberg.de

Internetshop des sehr gut sortierten Düsseldorfer Kräuterhauses. Wenn Sie bei Düsseldorf wohnen, lohnt sich ein Besuch des Ladens in der Moltkestraße 98.

www.phytofit.de

Ein Kräuterparadies!! Die Münchner unter Ihnen können in der Blumenstraße 15 vorbeischauen.

www.wilde-7.de

Frische Wildkräuter und Saatgut frei Haus, außerdem viele Rezeptideen.

www.100-pro-bio.de

Hochwertiges Bio-Kokosöl und Bio-Kokosfett.

ÖSTERREICH UND SCHWEIZ

www.arche-noah.at

ARCHE NOAH bewahrt und pflegt Tausende gefährdete Gemüse-, Obst- und Getreidesorten. Hier erhalten Sie auch Kräuter, die man sonst nur schwer findet.

www.kraeuter-direkt.at

Große Auswahl an frischen Pflanzen.

www.veganpower.at

Hier erhalten Sie Bio-Moringablattpulver und Bio-Moringatee in höchster Qualität.

www.bioprophyl.ch

Hier können Sie neben Moringapulver auch Tee, Öl und Presslinge in biozertifizierter Qualität bestellen.

www.heilpflanze.ch

Informationen über verschiedene Heilkräuter und Heilpflanzen; mit Bestellmöglichkeit guter Naturprodukte.

www.kraeuterbeer.ch

Frische Kräuter (auch Moringa), Tees, native Öle und vieles mehr.

REGISTER

REZEPTREGISTER

ABKÜRZUNGEN

EL = Esslöffel
TL = Teelöffel
l = Liter
ml = Milliliter
g = Gramm
Msp. = Messerspitze

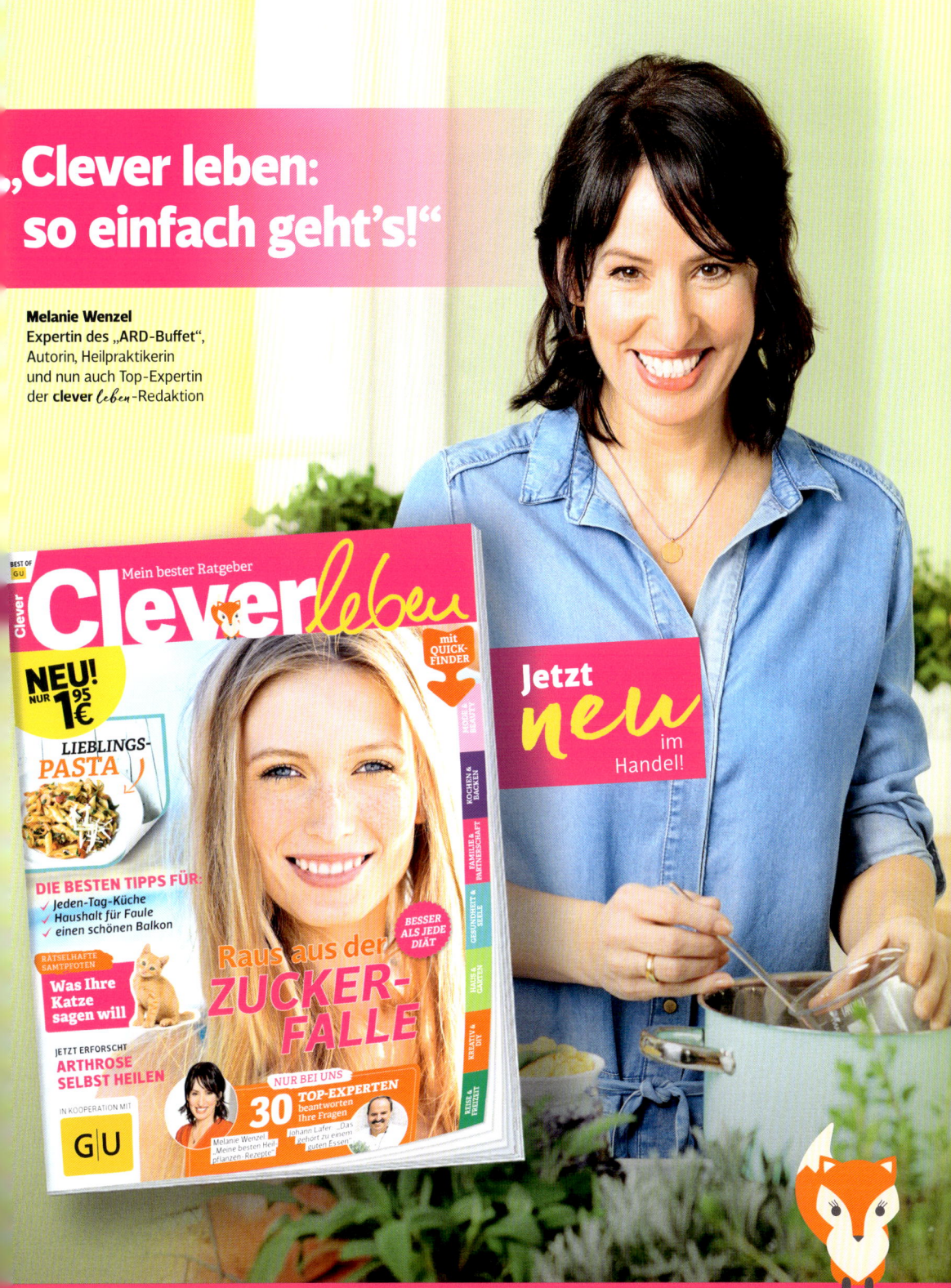

IMPRESSUM

© 2017 GRÄFE UND UNZER VERLAG GmbH, München

Alle Rechte vorbehalten. Nachdruck, auch auszugsweise, sowie Verbreitung durch Bild, Funk, Fernsehen und Internet, durch fotomechanische Wiedergabe, Tonträger und Datenverarbeitungssysteme jeder Art nur mit schriftlicher Genehmigung des Verlages.

Projektleitung: Marline Ernzer

Rezepte: Martina Kittler

Lektorat: Sylvie Hinderberger

Bildredaktion: Henrike Schechter, Nele Schneidewind

Umschlaggestaltung und Layout: independent Medien-Design, Horst Moser, München

Herstellung: Petra Roth

Satz: Christopher Hammond

Lithos: Longo AG, Bozen

Druck und Bindung: F+W Druck- und Mediencenter, Kienberg

ISBN 978-3-8338-6347-9

1. Auflage 2017

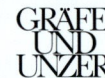
www.facebook.com/gu.verlag

BILDNACHWEIS

Fotoproduktion: Kamp + Gölling, Reeßum

Cover: Johannes Rodach, München

Sonstige Bilder: Shutterstock: U4; Stocksy: U4, Innen- und Außenklappe; Astrid Obert: S. 6, 13, 14, 20, 42, 90 und Außenklappe Autorenportrait, Johannes Rodach: S. 4; Seasons Agency: S. 10

SYNDICATION

www.seasons.agency
Ein Unternehmensbereich der StockFood GmbH, Tumblingerstr. 32, 80337 München, Tel.: 089-7 47 20 20

WICHTIGER HINWEIS

Alle Ratschläge und Hinweise in diesem Buch wurden von der Autorin nach bestem Wissen erstellt und mit größtmöglicher Sorgfalt geprüft. Sie bieten jedoch keinen Ersatz für kompetenten persönlichen medizinischen Rat. Jede Leserin, jeder Leser ist für das eigene Tun selbst verantwortlich. Weder Autorin noch Verlag können für eventuelle Nachteile oder Schäden, die aus den im Buch gegebenen praktischen Hinweisen resultieren, eine Haftung übernehmen.

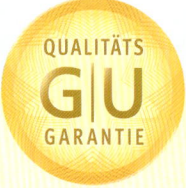

Liebe Leserin, lieber Leser,

haben wir Ihre Erwartungen erfüllt? Sind Sie mit diesem Buch zufrieden? Haben Sie weitere Fragen zu diesem Thema? Wir freuen uns auf Ihre Rückmeldung, auf Lob, Kritik und Anregungen, damit wir für Sie immer besser werden können.

GRÄFE UND UNZER Verlag
Leserservice
Postfach 86 03 13
81630 München
E-Mail:
leserservice@graefe-und-unzer.de

Telefon: 00800 / 72 37 33 33*
Telefax: 00800 / 50 12 05 44*
Mo–Do: 9.00 – 17.00 Uhr
Fr: 9.00 – 16.00 Uhr
(* gebührenfrei in D, A, CH)

Ihr GRÄFE UND UNZER Verlag
Der erste Ratgeberverlag – seit 1722.

Die GU-Homepage finden Sie unter www.gu.de

UMWELTHINWEIS

Dieses Buch ist auf PEFC-zertifiziertem Papier aus nachhaltiger Waldwirtschaft gedruckt.

GRÄFE
UND
UNZER

Ein Unternehmen der
GANSKE VERLAGSGRUPPE